JN298037

# 薬物依存と
# アディクション
# 精神医学

松本俊彦　著　Matsumoto Toshihiko

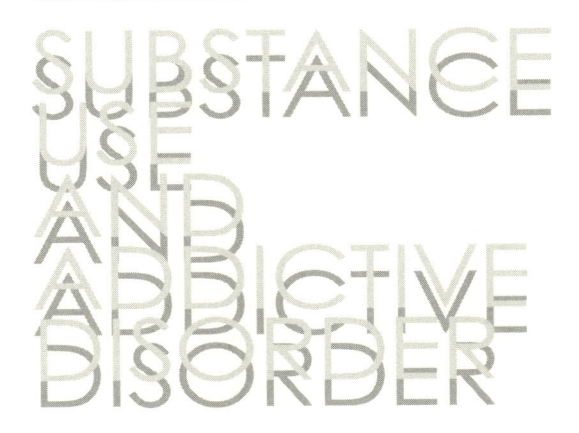

SUBSTANCE
USE
AND
ADDICTIVE
DISORDER

金剛出版

# はじめに

　薬物依存はメンタルヘルス支援の援助者のあいだで，いつも物議を醸す問題である。なにしろ，薬物依存者が「依存」している薬物の多くは，わが国の法令によって規制されているものであり，その薬物を使用すること自体が犯罪を構成する。だがその一方で，薬物依存は世界保健機関（World Health Organization; WHO）によって認められた医学的障害でもあり，わが国においても，精神保健福祉法のなかにも精神障害の一つとして明記されている。薬物依存が持つこのような二面性が，援助者を戸惑わせ，悩ませる。「彼もしくは彼女らは犯罪者と病人の，一体どっちなのだ？」と。

　この「犯罪か，病気か」という問題は古くて新しい問題だ。かつて精神障害に罹患する者は，社会的規範の逸脱者として牢獄に幽閉されていた時代があった。彼らが障害を抱えた者と認識され，治療や援助の対象となるまでには，さまざまな紆余曲折が必要であったのは，周知の通りである。

　最もわかりやすい例を挙げれば，アルコール依存を考えてみればよい。かつてアルコールに酩酊して職業的もしくは社会的にトラブルを起こしたり，さまざまな医学的問題を呈したりする者は，不道徳かつ意志薄弱な人間として糾弾され，社会から疎外された時代があった。実際，20世紀前半の米国では，14年間にわたってアルコール飲料の製造・販売・輸送が法律によって禁じられた時代があった。しかし法規制によってもアルコール依存に罹患する者は後を絶たなかったことが，逆に多くの人たちに，この問題がれっきとした医学的障害であることを知らしめることとなったのだった。

　視点を薬物依存に転じてみよう。わが国の薬物関連問題の歴史で一貫して最も深刻なのは覚せい剤であるが，その覚せい剤の依存者の多くは，犯罪者として刑事施設内で処遇されているのが現実である。

　こうした覚せい剤取締法事犯者には二つの特徴がある。一つは，被害者がいないという点だ。あえて被害者をあげれば，本人自身，それからその家族であろう。もしも明白な被害者が存在するのであれば，応報的な意味での刑

罰にも一定の意義はあるだろうが，被害者が「加害者（本人）とその家族」である場合には，「応報」自体，意味をなさなくなる。

　もう一つは，再犯率がきわめて高く，同じ人間がくりかえし逮捕されている現実があるという点だ。このことは，薬物依存という医学的障害を懲罰によって改善しようとすることの限界を示している。つまり，薬物依存者に刑罰を加えることは，たとえるならば，寒中水泳や乾布摩擦で統合失調症やうつ病を治癒させようとする努力に似た愚かしさがある。もちろん，一般人に対する「見せしめ」による予防効果はあるだろうが，再犯防止という意味での効果は疑わしい。

　いや，そもそも，近年のわが国の薬物乱用状況は，「取り締まれない」薬物の乱用が年々深刻化していることを忘れてはならないだろう。そうした薬物の代表が精神科治療薬をはじめとするさまざまな医薬品だ。精神科治療薬を乱用し，依存している者の多くが，快感を求めてではなく，心身の苦痛を緩和する目的から医療機関からそうした薬物を入手している。たとえば何らかの規制によってこれらの薬物の供給を根絶したとしても，あらかじめ存在している苦痛が消えてなくなるわけではない。

　要するに，薬物依存者の治療や援助とは，単に「薬物をやめさせる」ことだけではないのだ。私たち援助者は，薬物依存者の多くが何らかの「痛み」を抱える一人の人間であるということを忘れてはならない。アルコールがそうであるように，覚せい剤にせよ，精神科治療薬にせよ，それを経験した者すべてが薬物依存に陥るわけではない。意外に知られていない，もしくは意図的に無視されていることだが，薬物依存者の多くが，孤立無援の状況で内なる「痛み」と格闘する過程で，薬物使用のコントロールを喪失している。このことは，薬物依存者の支援とは，「薬物をやめさせることの支援」ではなく，「『痛み』を抱えた個人の支援」であることを示唆している。

　長い前置きになってしまったが，まずは本書に通底する筆者の基本的な姿勢を述べさせていただいた。

　本書は決して薬物依存者支援の教科書ではないし，治療マニュアルでもガイドラインでもない。薬物依存者支援について，精神科医である筆者の個人

的関心にもとづくトピックを集めた，単なる著作集だ。しかしそれでも，医療機関や保健機関の援助者には，多少とも役立つ情報や考え方が含まれていると信じている。

これまでのわが国の精神保健行政における薬物依存に対する取り組みを端的に表現すれば，それはいわば，きわめて古典的な意味での「感染症対策モデル」であった。つまり，「予防第一，万一感染したら隔離」という治療論不在の政策だ（その枠組みにもとづく予防啓発が，例の「ダメ。ゼッタイ」キャンペーンである）。その結果，わが国は，「取り締まり（薬物供給の根絶）」こそ世界最高水準にあるものの，「治療（薬物需要の低減）」はといえば，世界でも最底辺に近い，何ともお寒い状況となってしまった。

今日，東アジアの一部の国々を除けば，「感染症対策モデル」で薬物依存者対策をしている国はかなりめずらしい部類に入り，先進国の多くは，薬物依存を「経過中，再発と寛解をくりかえす」という点で糖尿病や高血圧症のような生活習慣病になぞらえる，「慢性疾患モデル」を採用している。この枠組みは必然的に，再使用よりも治療やケアからの離脱を問題視する，という新しい支援モデルを生み出した。それは，糖尿病性腎症や脳血管障害を防ぐには，食事療法や運動療法，薬物療法を遵守できないコンプライアンス不良患者こそ，粘り強い治療やケアの対象とする支援の考え方だ。

この「慢性疾患モデル」で考えてみれば，薬物依存者支援に関するさまざまな通説が，実は多なる迷信でしかなかったことに気づくであろう。たとえば，かつて精神科医のあいだでは，「覚せい剤依存者の処遇は，病院でするべきか，それとも刑務所でするべきか」といった議論を戦わされた時代があったが，こうした議論のばかばかしさも見えてくる。いまならば，こういいなおすべきだろう。「ちょうど糖尿病や高血圧がそうであるように，覚せい剤依存に罹患する者を見つけたら，そこが刑務所であれ，病院であれ，ただちに情報提供と介入を開始するべきであり，その者が病院から刑務所へ，あるいは刑務所から病院へと場所を移しても，その介入は継続される必要がある。しかし，最後に引き受けるのは，病院でも刑務所でもなく，地域であることを忘れてはならない。依存者本人が地域において一市民として，『生きていてよかった』と思えるような支援することが，最終的なゴールである」と。

折に触れて筆者は，若い精神科医療関係者や精神保健の援助者に，「もしも援助者としての技能や臨床力を高めたいと考えているのであれば，迷わずに薬物依存者支援の世界に飛び込むのがよい」と伝えてきた。なぜなら，薬物依存はさまざまなメンタルヘルス問題と密接に関連している。実際，薬物依存者の半数くらいは，気分障害や統合失調症，あるいは摂食障害といった，他の精神医学的併存症を抱えており，幼少時期にさまざまな虐待やネグレクトの被害に遭遇した者も少なくなく，その結果として，解離症状やフラッシュバック，あるいは，パーソナリティの偏りを呈していることもある。また，本書の第16章でも触れているように，薬物依存者は自殺リスクが非常に高い一群でもある。

　生活障害も深刻であり，しばしば濃厚な福祉的支援も必要となる。同じ依存でも，典型的な中高年のアルコール依存者の場合であれば，リハビリテーション（re-habilitation）の支援はさほどむずかしくない。彼らの多くは，学校を卒業した後，会社に就職し，結婚をして……といった適応的な社会生活のなかで飲酒問題を発展させ，深刻化させている。つまり，社会生活の経験は豊富であり，断酒さえすれば，かつての習慣を取り戻すこと（re-habit）は比較的容易だ。一方，薬物依存者の多くは，10代の早くから社会不適応行動の一つとして薬物使用を開始し，司法的な処遇や精神科医療機関での治療を経て，30代前半でダルクのような民間回復施設や専門的な治療プログラムにたどりつく。彼らの多くは，役所で各種の手続きをする方法や相談機関への連絡方法，さらには地下鉄の乗り方も知らなかったりする。つまり，彼らには取り戻すべき習慣がなく，断薬後に新たに生き方を学び，習慣を獲得（habilitation）しなければならないのだ。

　しかし，筆者が若手に対してこの領域を推奨するのは，薬物依存者が医療的，保健的，そして福祉的支援対象の宝庫だから，といった理由だけからではない。本書で取り上げられている薬物依存とは一種の比喩なのだ。本書における薬物依存と書かれた部分を，他のメンタルヘルス問題——なかでも自傷行為や過食・嘔吐，あるいは窃盗癖といった，さまざまな「いただけない嗜癖行動」——に置き換えても，おそらく本書の記述はかなりの割合で通用するであろう。本書の題名において，「薬物依存」と「アディクション精神

医学」という言葉を並列した意図はそこにある。

　地域に渦巻いているメンタルヘルス問題はきわめて幅広いが，そのうち精神科医療機関で薬を処方してもらえば解決するような問題は，全体のごくわずかにすぎない。地域が苦慮しているのは，薬物療法に反応する症状などではなく，社会逸脱的で，衝動的もしくは強迫的で，しかも嗜癖的な行動なのである。こうした問題行動——そもそもメンタルヘルスの守備範囲なのか，司法機関の守備範囲なのかさえ判然としない——の多くは，説教や叱責，罰，あるいは「焼き入れ」などではどうにもならないからこそ，事例化してしまうのだ。

　このような問題と遭遇したときに，犯罪者と病人という二面性を持つ薬物依存者の支援で培われた臨床力は，間違いなく援助者の支えとなる。そして，本書に収載された17の論文が，そのような援助実践において羅針盤として役立ったならば，筆者としてこれほどありがたい話はない。

松本俊彦

# 目　次

はじめに......................................................................................3

第1章　アディクション──精神科医が「否認」する「否認の病」......13

第2章　依存症とアディクション──何がどう違うのか？...........25

第3章　薬物依存に対する精神療法
　　　　──患者と家族に対する初回面接の工夫──..................39

第4章　薬物依存臨床におけるインテーク
　　　　──治療戦略に役立つ情報──.....................................47

第5章　薬物依存に対する治療プログラム
　　　　──Matrix Model と SMARPP──...............................61

第6章　薬物依存の回復と寛解................................................83

第7章　薬物をやめる薬物は存在するか？
　　　　──薬物渇望に対する薬物療法──..............................93

第8章　思春期における薬物乱用
　　　　──薬物乱用の危険因子と保護的因子──..................107

第9章　アディクションに見られる衝動性と攻撃性................123

第 10 章　覚せい剤精神病の妄想——妄想に垣間見える生きざま——..........137

第 11 章　精神科治療薬の乱用・依存——医原性の薬物依存——..............149

第 12 章　摂食障害と「やせ薬」乱用............................................................165

第 13 章　援助困難な女性物質乱用・依存者の対応のコツ............181

第 14 章　医療観察法におけるアルコール・薬物依存症
　　　　　——（1）鑑定編——..........................................................................189

第 15 章　医療観察法におけるアルコール・薬物依存症
　　　　　——（2）治療編——..........................................................................199

第 16 章　アルコール・薬物依存症と自殺予防........................................211

第 17 章　薬物依存臨床における司法的問題への対応......................225


あとがき................................................................................................................239

# 薬物依存と
# アディクション精神医学

# 第1章
# アディクション
―― 精神科医が「否認」する「否認の病」――

## はじめに――目に見えない病気

　2009年の夏，世間は芸能界で起こった薬物絡みの事件に騒然とした。なかでも，一人の清純派女優が起こした事件は，サスペンスドラマさながらの逃避行を伴ったこともあり，世間の注目を集め，メディア報道も尋常でない過熱ぶりであった。読者のなかにも，その時期に限ってはふだん読まない週刊誌やスポーツ新聞を思わず手に取ってしまった方も少なくなかったのではなかろうか？

　それにしても，その女優の保釈後会見は見事であった。彼女の顔は，それまで拘留されていた人間とは思えないほど美しくメークされ，その毅然とした謝罪ぶりにはどこか神々しいオーラさえ感じられた。また，落涙のタイミングも絶妙であった。謝罪のために頭を下げた姿勢のときに涙滴を落下させれば，マスカラが溶け出して「パンダ目」になることもない。物好きな知人によれば，会見中，彼女は涙を22滴落下させたという。

　あの会見によって，彼女は，多くの人に「自分は依存症には至っていない」ことを印象づけるのに成功した。視点の定まらない目，こけた頬，目の下の隈，口の端からの流涎，震える手先……もしもが多くの人が抱く薬物依存症者のイメージであるとすれば，彼女の毅然とした美しさは，それとは完全に反対のものであった。その場面をテレビ中継で見ていた筆者は，「さすが女優」と思わず唸った。

　しかし，ここではっきりさせておかねばならないことがある。それは，女優自身のことはさておき，一般論としていえば，あの姿は依存症者のものとして何ら矛盾しない，ということだ。薬物依存症者の多くは，薬さえ使っていなければ，あるいは，薬が目の前になければ，普通の人である。少なくと

もどこかに病気を抱えている者には見えない。これが誤解を招くのだ。たとえば，もしも将来，彼女が薬物を再使用して逮捕されるようなことがあれば，彼女が依存症である可能性をいっさい顧慮されることなく，「反省が足りない」という大バッシングの集中砲火を浴びるのでなかろうか？

そう，依存症とは目に見えない病気なのだ。本稿では，筆者自身の体験を振り返りながら，この「見えない病気」に対する精神科医の偏見を取り上げ，私見を述べたい。

## I　罰や暴力では回復しない

もう少しだけ芸能ネタをお許しいただきたい。昔の話になるが，覚せい剤取締法による逮捕歴を持つある芸能人が再び逮捕されるという事件があった。よくある話だ。そして，例によってメディア報道はバッシングの嵐となった。

興味深かったのは，逮捕された芸能人の親友にあたる人の反応であった。その親友もまた芸能人——屈強な体躯を持ち，喧嘩っ早いことで有名な人であった——であり，前回出所以来，ずっと彼の支援をしてきたという。筆者は，テレビレポーターからの取材責めに遭ったその親友の発言を，いまでも鮮明に覚えている。いわく，「前にムショから出たときには，アバラ骨が折れるほどヤキを入れてやったのに，あの野郎，またクスリを使いやがって。今度，ムショから出てきたら，土のなかに埋めてやる！」

彼は決して視聴者の笑いをとろうとしたわけではなかったはずだ。いや，どちらかといえば，彼は本気(マジ)だった。というのも，彼は目を充血させ，苦悶に表情を歪め，文字通り「憤懣やるかたない」といった顔をしていたからだ。テレビを眺めながら，筆者は，「これが一般人，それも，善意あふれる一般人の感覚なのだな……」とため息をついた記憶がある。

いうまでもなく，罰や暴力では薬物依存症から回復できない。肋骨が折れるほど殴りつけたり，土のなかに埋めたりすることが有効な治療法であるならば，筆者は，とうの昔に格闘技の特訓を受けるか，さもなければ土木作業員に教えを請うて，「すばやく穴を掘る」技術を習得する努力をしたであろう。しかし，これまでそのような指導を受けたこともなければ，そのような

修行の必要性を感じたこともない。

　もう一つ似たようなエピソードがある。

　かつて筆者は，ある刑務所で「薬物依存離脱教育プログラム」に携わっていたことがある。そのプログラムの参加者は覚せい剤取締法の累犯者であり，筆者は毎回，第1回目のセッションを担当していた。

　セッションの冒頭で，筆者は必ずある質問をすることにしていた。「このなかで，これまで覚せい剤のことで，親，兄弟，友人，恋人，親分，兄貴といった人たちから，『ヤキ』を入れられたことのある人，手を挙げてください」。すると，毎回必ず，プログラムに参加者の全員が手を挙げてくれた。無理もない話だ。受刑者はいずれも覚せい剤取締法の累犯者である。周囲が怒り心頭となる場面は多々あったはずだ。だが，それが歯止めとはならなかったことは，彼らが刑務所にいるという事実によって証明されている。

　さらに筆者は，受刑者たちに対して，「それでは，ヤキを入れられたとき，どんな気分になりましたか？」と質問するようにしていた。この質問には，さすがの受刑者たちも，うつむいたまま隣の受刑者に横目をやりながら沈黙しているのが常であった。同席する刑務官の存在を気にしていたのかもしれない。しかし一回だけ，一人の受刑者が勇敢にも答えてくれたことがある。いわく，「余計にクスリをやりたくなった」。この発言に，他の何人かの受刑者も大きく肯いていた。

　筆者の質問はすべて確信犯的なものであった。自身の臨床経験から，再使用によって最も失望しているのは，周囲の誰よりも薬物依存症者自身であることを知っていたからだ。「また使ってしまった」という自己嫌悪と屈辱感，それが覚せい剤渇望を刺激するのである。なかには，「こんな自分は消えた方が世の中のためだ」などと考えて，死のうとしていつもの何倍もの覚せい剤を注射する者もいる。「余計にクスリをやりたくなった」とは，要するにそういう意味なのだ。いかなる理由であれ，薬物を使えば使った分だけ進行するのが依存症である。その意味では，「ヤキを入れた」周囲の思惑は反対の結果を招いたことになる。

　この種の見当違いの善意は，実は精神科医療においては日常茶飯事である。たとえば，覚せい剤依存症患者が再使用を告白したり，尿検査で覚せい剤反

応が陽性となったりした状況がそうだ．この状況は，依存症臨床の立場からすると，治療的介入の絶好の機会である．治療者は，まずは正直な告白を支持し，あるいは，尿検査が陽性となるのを知りながら来院したことを称賛するであろう．なにしろ，世界中で少なくとも一箇所は，正直に「使いたい」「使ってしまった」と告白できる場所がなければ，薬物依存症からの回復はできないからだ．

　しかし，精神科医のなかには，再使用の告白に眉をひそめ，不機嫌になり，患者を叱責し，なかには，警察に通報したり，自首することを勧めたりする者もいる．その際，「自己責任」や「限界設定」などといった，治療者側の都合にもとづく詭弁が「乱用」されることもある．思い出すのは，かつて精神科救急関係者の集まりで遭遇した出来事だ．そこでは，「これは泌尿器科医の集まりか？」と耳を疑いたくなるほどに，「尿」の話で持ちきりとなっており，ある精神科医は，覚せい剤精神病患者には積極的に尿検査を実施し，陽性反応が出た際にはすみやかに司法機関に引き渡すべし，と声高に発言していた．筆者は，「精神科医療とは，医療を騙った捜査機関なのですか？」と質問したい気持ちを必死で抑えて，会場を後にしたのを覚えている．

　要するに，依存症という病気が見えないのは，一般人に限った話ではないのだ．

## II　精神科医が「否認」する「否認の病」

　ここまでの筆者の主張に反感を覚えたであろうか？　たとえば，こんな反論も聞こえてきそうだ．「依存症であろうとなかろうと，覚せい剤を使うことは犯罪だ．見て見ぬふりをするのは，医師という公共性を帯びた職業人として道義的な責任を問われる」．だが，覚せい剤取締法には医師の通報義務はなく[4]，たとえ公立病院に勤務する医師であっても，医学的治療の見地から正当理由があれば，刑事訴訟法第239条に規定される「公務員の犯罪告発義務」には縛られない[5]．

　それでは，逆に，犯罪を構成しない向精神薬乱用の場合はどうだろうか？
　その場合であれば，精神科医は純粋に治療者としての役割を果たしている

のだろうか？

　向精神薬は，最近数年間のうちにわが国で急速に問題化している乱用薬物だ。尾崎らによる全国精神科医療施設調査[9]によれば，2000年から2008年までのあいだで，受診した薬物関連障害患者の主たる乱用薬物は，第1位の覚せい剤が57.6%から52.5%，第2位の有機溶剤が19.6%から13.8%と，いずれも軽微な減少傾向を示している。その一方で，第3位の鎮静剤（抗不安薬および睡眠薬）は7.4%から13.0%へと倍増しており，第2位の有機溶剤を抜くのはいまや時間の問題であることが報告されている（著者注：予測通り2010年の調査では，鎮静剤は有機溶剤を抜いて第2位の乱用薬物となった）。いうまでもなく，向精神薬（ほとんどはベンゾジアゼピン系薬剤）の場合，医師によって治療薬として処方されたものであるかぎり，法令による規制はない。

　向精神薬乱用は，わが国における喫緊の課題である自殺問題とも密接に関係している。HarrisとBarraclough[1]のメタ分析によれば，乱用物質の種類による物質使用障害罹患者の標準化自殺死亡率は，鎮静剤・睡眠薬・抗不安薬で20倍であり，この値はオピオイド14倍，アルコール6倍，大麻4倍という数値と比べて圧倒的に高いことがわかっている。また，われわれが実施した心理学的剖検研究[2]では，自殺既遂者の46%に精神科治療歴があり，そうした精神科治療歴を持つ自殺既遂者の多くが，最期に行った縊首や飛び降りといった致死的行動におよぶ際に，治療薬として処方された向精神薬を過量摂取していたことが明らかにされている。向精神薬の酩酊が衝動性を亢進させ，結果的に致死的行動を促進した可能性は否定できない。

　もう，「乱用者に向精神薬を提供しているのは他科の医師だ」という，よくある弁明はやめた方がよい。1990年代後半以降，精神科クリニックの乱立ぶりには目を見張るものが，しかし，一向に自殺は減少に向かっていない。それどころか，自損行為（故意に自らを傷つける行為）によって救急医療機関に搬送される患者数は，1998年以降激増しており，その大半が治療薬として処方された向精神薬の過量服薬によるものといわれている[8]。精神科医もまた戦犯の一人としての被告人席に並ぶべきであろう。

　精神科医療のなかには，すでに規制されたリタリンの他にも，まだ危険な

向精神薬が存在することも認めなくてはならない。東京都監察医務院の調査[7]によると，服毒によって自殺既遂に至った者の遺体から，死因に影響を与えた薬物として最も高頻度に検出されるのは，あのベゲタミンだ。ベゲタミンは，それに含まれているフェノバルビタールの薬理作用により，依存性が高く，また，呼吸抑制の危険もある。そもそも，精神科医のあいだで多剤併用療法を非難する声が高まっている今日，ベゲタミンのような合剤がいまだに「必要悪」として黙認されていること自体が深刻な矛盾ではあるまいか？　このままでは，精神科受診を促す自殺対策キャンペーンとは裏腹に，精神科受診そのものが自殺の危険因子といわれかねない。

　こうした問題が議論されない状況自体，精神科医の「否認」とはいえないのか？

　同様の問題は他にもある。わが国最初の触法精神障害治療システムとして2005年より施行されている心神喪失者等医療観察法（以下，医療観察法）は，重大な他害行為を行った統合失調症患者を主たる対象として想定したものであり，アルコール・薬物依存症はそれ単独では刑事責任能力減免の理由とはなりにくいことから，制度の対象ではないと考えられていた。しかし，海外における司法精神医学研究[3,10,11]の多くが，精神障害者の暴力行動を予測する危険因子として，アルコール・薬物問題を重要視している現実もある。それゆえ筆者は，制度施行前の研究班会議で何度となく，「指定医療機関において，併存するアルコール・薬物の乱用・依存の治療はどうするのか」という質問をしたが，関係者の答えはいつも「そのような患者は制度の対象ではない」の一点張りであった。

　しかし，実際に制度が施行されてみると，関係者の思惑は見事に外れていた。国立精神・神経医療研究センター病院医療観察法病棟の調査[6]では，入院患者の約3割にアルコール・薬物の乱用・依存が併存していたからだ。しかし，何よりも驚いたのは，この3割の重複障害患者のうち，入院前までにアルコール・薬物の乱用・依存の併存に気づかれていた者はわずかに1割ということだ。医療観察法の対象者は，入院前までに少なくとも刑事責任能力鑑定と医療観察法鑑定という二つの精神鑑定を受けているのが通常であるが，それにもかかわらず，アルコール・薬物の乱用・依存が看過されてきたわけ

だ。この事実は，わが国の精神科医の依存症診断能力の乏しさを示しているであろうか？　それとも，選択的不注意の影響を示しているのであろうか？

　依存症は「否認の病」といわれるが，本来，依存症を診断・治療する立場にある精神科医もまた否認の罠に絡め取られることがあることを忘れてはならない。一般に，依存症患者に苦手意識や忌避感情を持っている精神科医ほどその傾向が目立ち，その意味では，「選択的無関心」といった方が適切かもしれない。

　要するに，人の目は見たいものしか見えない，ということだ。

## Ⅲ　治療者が否認しないためには

　それでは，治療者がこうした否認の罠に絡め取られずに自由な視点を維持し続けるには，どうしたらよいのであろうか？　おそらくそれは依存症について深く知ることにおいて他にない。そのためには，虚心坦懐な気持ちで当事者から学ぶ必要がある。

　薬物依存症の領域は，精神医学における暗黒大陸だ。この領域には先人が少なく，国内に関するかぎり，中毒性精神病に関する知見は数多くあるが，その基底にある依存症についてはエビデンスといえるようなものはほとんど存在しない。実際，依存症専門医療機関に赴任した筆者が，臨床に行き詰まったときに精神医学の成書を紐解いても，診療の支えとなるような具体的な言葉に出会うことはできなかった。

　こうした状況のなかで，駆け出しの精神科医であった筆者は，主治医として目の前にいる患者を治療しなければならなくなった。おどろおどろしい模様の刺青を背負ったヤクザ崩れの中年男，顔のあちこちに大小さまざまなピアスをつけた若者，腕に無数のリストカットと注射の痕が混在した腕を持つ風俗嬢……。こうした患者と日々向き合いながら，正直なところ内心は半泣きであった。

　最初の手厳しい洗礼は，ある30代の男性覚せい剤依存患者によるものだった。彼は，家族に連れられて，渋々受診したのだった。私は，いつものように薬物使用の弊害を滔々と話して聞かせたところ，彼はこういって凄んだ。

「先生，クスリの害の話はもう聞きたくねえよ。俺は自分の身体を使ってもう何年間も『臨床実習』してきたんだよ。いくらあんたが専門家でも俺には敵わねえ。それより，クスリをやりたくなってしょうがねえときにどうしたらいいのかを教えろや。どいつもこいつも，クスリの害の話をして説教したり，『頑張れ』とか『意志を強く』とか適当なことをいってやがる。けどよう，誰も，やりたくなったときどうすんのかを教えてくれやしねえ。先生，あんた専門家なら，他の奴とは違うことをいえや」

彼の指摘はまさに正鵠を射ていた。叱責や恫喝といったものは，それこそ「そこいらのオッチャン」でもできる「介入」（もしもそれが「介入」といえるならば，であるが）である。精神保健の専門家がわざわざお金をとって提供するものではない。また，薬物の害をことさらに強調した説教で脅しても，「売人」の経験のある者などは，下手をすると専門家よりも多数の薬物依存者を見ている。反撃されてやり込められるのがオチだ。

思えば，筆者の依存症臨床はこの断崖絶壁状況から出発したのだった。突破口となったのは，当事者から学ぶ姿勢である。筆者は，スリップした薬物依存患者に対して正直な告白をねぎらったうえで，自分の率直な疑問を患者にぶつけてみた。「どんな状況でクスリを使いたくなり，どんな状況ではクスリを使わないでいられるのか」，「クスリに対する欲求を抑えるのに成功したときと失敗したときでは何がどう違ったのか？」を詳しく訊くことにしたのだ。

後に気づいたのだが，このような治療者の「学ぶ姿勢」は，剛腕で押したり，患者と「綱引き」したりしない態度を生み出し，治療関係を共同的なプロセスへと変化させたようだ。冷静に考えれば，薬物をやめるヒントは患者のなかにあるゆえに，彼らは敬意を払われてしかるべき存在である。そして，治療とは，再使用の分析を通じてトリガーを同定し，トリガーに遭遇した場合の有効な対処スキルを考え，患者がそのスキルを用いることを励ましていくことなのだ。もっとも，これらはいずれも後付けの理屈であって，最初は筆者も，「何をしてよいのかわからないから，とにかく教えてほしい」というだけであったが。

ダルク（DARC; Drug Addiction Rehabilitation Center）の嘱託医を引き受けたことも，多くの学びを得る機会となった。ミーティングの合間の雑談

で語られる彼らの知恵——「クスリへの渇望が非常に強いのは40分くらい。この40分間，どうやってしのぐかが課題。俺の場合は熱いシャワーを浴びていた」「激辛な食べ物はクスリの欲求を抑える」など——は，お世辞にも高尚とはいえなかったが，たんに説教や叱責で終始するよりは，はるかに具体的な対処としての価値があった。なかでも興味深かったのは，ある覚せい剤依存症者がいった，「喉が渇いても，『ボルヴィック』と『エビアン』は買うな。お茶を買え！」という助言だった。これは，覚せい剤依存者のなかには，こうした市販鉱水をいつも携行し，外出先でこの鉱水で覚せい剤の粉末を溶いて注射してきた者がおり，そのような患者では，特定の銘柄のペットボトルが薬物渇望のトリガーとなりうる（それにしても不思議なのは，いずれも外国産鉱水ばかりであり，六甲や南アルプスなどの鉱水を用いた国産品愛用者がめったにいないことだ）。

　そうした学びの繰り返しのなかで，やがて筆者はある重要なことに気づくことになった。それは，薬物依存症者の多くは退屈感と孤独感の区別がつかない，ということである。「なぜ薬物に手を出したのか？」という質問に，「ヒマだったから」と答える薬物依存症者は少なくないが，この「ヒマだったから」という言葉は，実は「さみしかったから」と翻訳して理解しなければならない言葉だ。この言葉は，その薬物依存症者が，「安心できる環境」を提供してもらえない幼少期を生き延び，「死なないために」薬物を乱用してきた可能性を示唆する。それゆえ，「ヒマだったから……」と語る薬物依存症者に対して，「何でもよいから早く仕事に就きなさい」という助言をするのは，あまりにもセンスのないやり方といえるかもしれない。

## おわりに

　誓っていうが，筆者は決して自ら志願して依存症臨床に進んだわけではない。大学医局のなかで依存症専門病院への派遣をめぐる，美しくない譲り合いの果てに，泣く泣くその病院に赴任した，というのが正直なところだ。
　だが，気づいてみると，そこでの体験が自身の臨床の核となり，幅を広げた。その後，依存症専門病院でのお役目を果たした筆者は，指導医として大

学病院に戻ることとなったが，大学病院で不思議に感じたのは，パーソナリティ障害の治療に悲鳴をあげ，忌避的になっている同僚たちの姿だった。大学病院のいかなるパーソナリティ障害患者よりも，どう考えても薬物依存症患者の方が大変であるにもかかわらず，同僚たちはそうした患者に極度に及び腰となっていて，そのことが困難な治療状況をますますこじらせていた。

　筆者は，たとえ１年間でもいいから，若い精神科医にこの領域に飛び込んでほしい，と思っている。依存症臨床——いや，物質依存だけでなく，さまざまな嗜癖的行動障害も含めて，あえてアディクション臨床と呼ぼう——の経験は，臨床家としての「引き出し」を確実に増やす。なぜなら，そこで経験するのは，あまりに薬物療法に偏りすぎた今日の一般精神科診療とは異なる，「薬物をやめる」ことに主眼を置いた診療だからだ。

　恐れる必要はない。虚心坦懐に患者から学ぶ態度を保ち続けることさえできれば，その経験は「見たくないものは見えない」という臨床感覚の死角を減らすことに役立ち，間違いなく精神科医としての成長の機会となるだろう。

## 文　献

1. Harris, E.C., Barraclough, B.: Suicide as an outcome for mental disorders. A meta-analysis. Br. J. Psychiatry 170; 205-228, 1997
2. 廣川聖子，松本俊彦，勝又陽太郎，ほか：死亡前に精神科治療を受けていた自殺既遂者の心理社会的特徴：心理学的剖検による調査．日本社会精神医学会雑誌 18; 341-351, 2010
3. Hodgins, S., Mednick, S.A., Brennan, P.A., et al.: Mental disorder and crime. Evidence from a Danish birth cohort. Arch. Gen. Psychiatry 53; 489-496, 1996
4. 松本俊彦，岡田幸之，柑本美和，ほか：法的措置（通報義務）と物質依存・乱用——特集 物質依存症の現状と治療．精神科治療学 19; 1433-1439, 2004
5. 松本俊彦，今村扶美，梅野　充，ほか：薬物関連精神障害の臨床における司法的問題に関する研究．平成 18 年度厚生労働科学研究費補助金 医薬品・医療機器等レギュラトリーサイエンス総合研究事業「薬物乱用・依存等の実態把握と乱用・依存者に対する対応策に関する研究（主任：和田　清）」分担報告書, 241-273, 2007
6. 松本俊彦，今村扶美：物質依存を併存する触法精神障害者の治療の現状と課題．精神科治療学 24; 1061-1067, 2009
7. 水上　創，森晋二郎，加藤幸久，ほか：中枢神経作用薬服用例の血中薬物濃度と死因について——東京都監察医務院の行政解剖事例より．日本法医学雑誌 59; 149-159, 2005

8．内閣府：平成 20 年版自殺対策白書．内閣府, 2008
9．尾崎　茂, 和田　清, 大槻直美：全国の精神科医療施設における薬物関連障害の実態調査．平成 20 年度厚生労働科学研究費補助金 医薬品・医療機器等レギュラトリーサイエンス総合事業「薬物乱用・依存等の実態把握と「回復」に向けての対応策に関する研究（主任：和田　清）」, 87-134, 2009
10. Swanson, J.W., Holzer, C.E. 3rd., Ganju, V.K., et al.: Violence and psychiatric disorder in the community: evidence from the Epidemiologic Catchment Area surveys. Hosp. Community Psychiatry 41; 761-70, 1990
11. Wallace, C., Mullen, P., Burgess P., et al.: Serious criminal offending and mental disorder. Case linkage study. Br. J. Psychiatry 172; 477-484, 1998

# 第2章
# 依存症とアディクション
―― 何がどう違うのか？――

## はじめに

　嗜癖精神医学の歴史は，嗜癖と依存症という二つの概念の相克の歴史として読み直すことができる。当初，「嗜癖（この場合，ドイツ語のSüchteという表現がしっくりくる）」という社会学的概念で示された現象は，やがて「依存症 dependence」という医学的概念に取って代わられた。けれども，1980年代以降，依存概念が強迫的かつ嗜癖的な行動にまで拡張されるなかで，再び「嗜癖（一方，こちらは英語の addiction がふさわしい気がする）」という用語が用いられるようになり，これが，今日まで続く専門家のあいだにおける議論の火種となっている。

　そうしたなかで，2010年に公表された米国精神医学会の新しい精神障害診断分類案「DSM-5ドラフト」では，驚くべき大胆な提案がなされた[2]。それは，従来までの「物質関連障害 substance-related disorder」とされてきたカテゴリー名を，「嗜癖とその関連障害 addiction and the related disorder」なる名称へと変更し（2011年に「物質使用と嗜癖性障害 substance use and addictive disorder」に改訂），さらに，「依存 dependence」という用語の使用を取りやめる，という提案であった。

　本稿では，まず嗜癖と依存の相克の歴史を，アルコール問題を中心にふりかえったうえで，DSM-5ドラフトで提唱されている「物質使用障害」概念を説明し，最後に，筆者なりの嗜癖概念に対する考えを述べさせていただく。

# I　嗜癖から依存症へ

## 1．道徳的問題から病気へ

　嗜癖／依存の問題は社会の発展と無縁ではない。依存性物質の多くは，人類に発見された当初は宗教的儀式のときにシャーマンが用いる神聖なもの，医薬品，祝祭の日だけ楽しむ珍重品であった。しかし，人々の生活が豊かになるにしたがい，日常的な嗜好品となった。そして，日常的に繰り返し使用されるなかでさまざまな弊害が明らかになると，今度は一転して社会の敵と見なされ，それに溺れる者は侮蔑の念をこめて「嗜癖者 Addicts」と呼ばれ，人々の嘲笑の対象となった。

　19世紀初頭，米国ではまさにそうしたことが起こっていた。Levine[8]によれば，1776年に独立宣言をしてからおよそ100年あまり，米国民は，飲酒すること，あるいは，酩酊することにきわめて寛容であり，家庭でも居酒屋でも仕事場でも，ワイン，ビール，ラム，リンゴ酒，ブランデー，ウィスキーといったアルコール飲料を昼夜の別なく飲んでいたという。ところが，19世紀初頭になると，そうした生活による社会的・医学的弊害が明らかになり，米国の医師，裕福な商人，大農場主といった上流階級を中心に禁酒運動が起こった。やがて，それが中流階級へと飛び火して各地で禁酒同盟が創設され，最終的には，1919～1933年に施行された禁酒法へと発展したのである。

　実は，禁酒運動家の主張のなかには，早くも今日におけるアルコール依存症の概念の中核的特徴が現われていた。彼らは，酩酊，不摂生，習慣的な飲酒はすべて病気であると訴えるだけでなく，この「病気」が，「酒を適量に飲むことの延長線上にもたらされる自然な帰結である（＝進行性）」ということを直感的，経験的に指摘したのである。そして，経済不況のせいで高まった政府に対する不信感という，法そのものとは無関係な理由から禁酒法が廃止された後に，再び米国内のアルコール消費量が増加してくると，アルコール問題は，「不道徳的な行為」「違法行為」としてではなく，ますますその「病気」としての特徴を強めたかたちでの理解が広がっていった。当事者による民間団体であるアルコホリクス・アノニマス（A.A.）は，そうした状況で誕生したのである。

A.A. の運動は、オハイオ州アクロンで、株式仲売人のビルと外科医のボブという、精神科医療から「匙を投げられた」、二人のアルコホリックスの出会いがきっかけとなり、1935年に始まった。最初に断酒に成功したのはビルであり、続いて、ビルによる「アルコホリックは病気である」という説得が功を奏して、ボブも断酒に成功した。やがて二人は自分たちの体験を、アルコールに悩んでいる人たちに伝えようと活動を開始したところから、A.A. の歴史は始まる。

興味深いのは、A.A. では、発足以来一貫して、「アルコホリックは、アルコホリズムという進行性の病気に罹患している」という疾病モデルを採用しているという点である。たとえば、A.A. の中心的信念をまとめた「12ステップ」は、「私たちはアルコールに対して無力であり、思い通りに生きていけなくなったことを認めた」という第1ステップで始まる。これは、禁酒運動時代からの主張である、「アルコホリズムは進行性かつ非可逆性の病気であり、ひとたび飲酒すればコントロールを喪失してしまう。ゆえに、唯一の解決方法はアルコールを一生涯断つことである」という概念そのものである。

## 2. アルコホリズム概念

アルコール依存症が医学的疾患として承認されるのに大きな貢献をしたのが、1930年代後半に活動を開始したイェール大学医学部アルコホリズム調査研究プロジェクト（後のイェール・アルコールセンター）の中心的メンバーであり、アルコール問題に関する学術誌『Quarterly Journal of Studies on Alcohol』の編集長でもあったJellinek[6]である。

Jellinek は、2,000名のA.A. メンバーを対象として行った質問紙調査にもとづいて、アルコホリズムを、アルファ、ベータ、ガンマ、デルタ、イプシロンという五つの臨床類型に分類し、そのなかでガンマ・アルコホリズムをアルコホリズムの中核群であると考えた。Jellinek によれば、ガンマ・アルコホリズムは、①アルコールに対する耐性上昇、②離脱症状と病的な渇望によって証明される「身体依存」、③飲酒コントロール喪失の存在という特徴的病像を持つ病態と定義され、A.A. メンバーの85～87%がこの類型に分類されたという。

Jellinek のガンマ・アルコホリズム[6]には、現在のICD-10[12]の「アルコー

ル依存症候群 alcohol dependence syndrome」や DSM-IV-TR[1] の「アルコール依存 alcohol dependence」の主要症候がすべて現われている。なかでも Jellinek が重要な症候と見なしていたのは「コントロール喪失」であった。事実，彼は，「一杯飲んだらとまらない」という飲酒コントロールを喪失する病気に罹患した者は，その飲酒行動を「原因において自由な行為」と言い切ることができず，むしろ行為を支配する自由な意志は制限されており，免責可能性，少なくとも情状酌量される必要性があると指摘している。

　Jellinek 率いるイェール・アルコールセンターは，A.A. の初期のメンバーとともに，1950 年代には National Council on Alcoholism（NCA）という団体を設立し，「アルコホリズムが進行性の病気であり，アルコホリックは援助と治療を必要とする病人である」という認識を広めるべく，全米で広報活動を行い，公式な治療プログラムや援助者の養成と教育の必要性を説いてまわった。そのような努力が実り，1954 年，ついに米国医学会はアルコホリズムが正真正銘の医学的疾患であることを宣言した。ここにおいて，アルコホリズムは，「ビョーキ」から「病気」へと昇進したわけである。

## 3．「依存症候群」の明確化

　Jellinek らの努力によってアルコホリズムは医学的治療の対象となったが，用語や概念の混乱は依然として深刻であった。従来，医学領域で用いられていた用語は，英語圏だけでも慢性アルコール中毒（chronic alcohol intoxication），慢性アルコール症（chronic alcoholism），アルコール嗜癖（alcohol addiction）などと複数存在し，アルコールという物質使用のコントロール障害と物質使用の結果生じたアルコール関連障害とが混同されたままであった。こうした混乱を整理したのが，Edwards[4] を代表とする世界保健機構（World Health Organization: WHO）専門部会の報告書であった。

　1977 年，Edwards らを中心とした WHO 専門部会は，アルコール依存とアルコール関連障害という二つの概念を区別したうえで，アルコールに関連して生じるさまざまな医学的もしくは社会的問題の多くには，その基底に「依存 dependence」という病態が存在するとした。これは，アルコールの慢性的な過量摂取が続いているうちに，アルコールと生体（人間でも動物で

も）とのあいだの相互作用によって生じてくる障害であり，動物実験においても，「耐性上昇」「離脱」「渇望」「薬物探索行動」として確認される生理的水準の変化を意味している。

さらに Edwards らは，アルコール依存を，行動面・精神面・身体面という三つの次元におよぶ，一連の特徴的症状から構成される症候群として捉え，「アルコール依存症候群」と命名した。具体的な症状としては，まず行動面の変化として，飲酒量の増加，社会的許容範囲を超えた逸脱的な飲酒パターン，飲酒行動の単一化（平日と休日で飲酒様態の違いがなくなってしまうこと）があり，精神面の変化としては，飲酒コントロールの障害，衝動的な飲酒欲求（渇望），飲酒中心の思考（いつも酒のことばかり考えている）がある。最後に身体面の変化として，離脱症状，離脱症状を緩和するための飲酒，耐性がある。

Edwards らの定義は，Jellinek のガンマ・アルコホリズムの概念をそのまま発展させ，整理したものといえる。しかし，Jellinek と Edwards とでは，類似の主張をしながらも力点の置き所に微妙な差異があることには，注意する必要がある。Jellinek は，「飲酒コントロール喪失」という精神面の変化（＝精神依存）を重視したのに対し，Edwards らは，「離脱症状」や「耐性」といった身体面の変化（＝身体依存）を重視していたのである。

## II 依存症から再び嗜癖へ

### 1．依存症概念の限界

ここまで述べてきたように，「アルコール嗜癖」は，「アルコホリズム」を経て「アルコール依存症」へと名称が変化する過程で，道徳的な価値判断を含んだ社会学的概念から，中立的で客観的な医学的概念へと衣替えをした。そのことが，この領域の学術的および臨床的な進歩に貢献をしたことは間違いない。

しかし，身体依存を核とした依存概念にはいくつかの限界もあった。たとえば，緩和医療の現場では，終末期患者に鎮痛薬としてオピエートを投与している際に耐性上昇や投薬中断による離脱が認められることがある。また，

臨床用量のベンゾジアゼピン系薬剤や選択性セロトニン再取り込み遮断薬（Selective Serotonin Reuptake Inhibitor; SSRI）でも耐性上昇が見られることは確認されている。これらの医薬品は身体依存を呈するが，だからといって，ただちに治療対象となることはない。

　依存症概念自体が，アルコールやオピエートといった中枢抑制薬の薬理作用にもとづいていることの限界もあった。たとえば，覚せい剤やコカインといった中枢刺激薬では，耐性上昇こそ見られるものの，アルコールやオピエートのような華々しい離脱症状を欠いている。したがって，現在，中枢刺激薬は「精神依存はあるが，身体依存はない」と理解されている。さらに，大麻，あるいはLSDやMDMAといった催幻覚薬では，離脱症状どころか，耐性上昇の存在すら不明瞭である。それにもかかわらず，現実に大麻や催幻覚薬の習慣的使用を断ち切れない者は確かに存在する。こうした事実は，依存症診断における身体依存の優位性に疑義を突きつけるものである。

## 2．嗜癖的行動への概念拡張

　もう一つ，依存症概念を揺るがしたのは，病的ギャンブリング，買い物依存などの病的浪費，過剰な性行動，インターネットへの耽溺，習慣性自傷行為，摂食障害，窃盗癖……といった嗜癖的行動に対する概念拡張である。歴史的に見ると，こうした嗜癖的行動は，1838年にEsquirol[5]が提唱した，「モノマニー monomania（偏執狂）」という臨床概念に相当する。その概念には，アルコール依存の他に，放火癖，賭博癖，窃盗癖，衝動殺人などが含まれ，判断力や知的能力が保たれ，思考障害や人格の荒廃がないにもかかわらず，質的もしくは量的に逸脱した特定の行動に対する内的衝動をコントロールできない病態である。

　今日，モノマニー概念の多くは，物質使用，食行動，性行動に関するもの以外の問題行動を集めて，ICD-10の「習慣および衝動の障害 habit and impulse disorder」，DSM-IV-TRの「他のどこにも分類されない衝動制御の障害（以下，衝動制御障害）impulse control disorder, not otherwise specified」という診断カテゴリーに引き継がれている。それらのカテゴリーには，抜毛症，病的ギャンブリング，放火癖，窃盗癖といった行動が含まれ

ているが，いずれも，自己もしくは他者に有害な結果をもたらすことを知りながら，内的衝動をコントロールできないという点で嗜癖的な特徴を持っている。その意味では，耐性上昇や離脱症状といった身体依存こそ欠くものの，かつて Jellinek がアルコホリズムの中核症状として指摘した「コントロール障害＝精神依存」は十分に備えている。また，こうした患者の多くは，これらの行動の直前に強い緊張感と過覚醒的感覚を自覚し，行為遂行とともに緊張緩和や安堵感を体験しているが，この現象自体が嗜癖的行動と物質依存症との相似的な関係を示している。

　物質依存症と嗜癖的行動とは，治療論においても共通する部分が多い。確かに嗜癖的行動は，本人自身がそうした行動のコントロールに苦慮しており，実際，単なる禁止や罰では改善せず，むしろこの「コントロールの困難さ」自体を治療・援助の対象とすることが必要である。実際，1980年代以降，米国ではこうした反復性問題行動を物質依存とのアナロジーで「嗜癖行動」と捉え，物質依存の治療理念を適用する動きが出てきた。なかでも，病的ギャンブリングや摂食障害（特に神経性大食症），強迫的ショッピング（買い物依存）の治療に A.A. の 12 ステッププログラムを援用し，Gamblers Anonymous (G.A.)，Overeaters Anonymous (O.A.)，Debtors Anonymous (D.A.) などの自助グループが結成され，実際にそこから回復者を多数輩出している。

　このように見てみると，嗜癖的行動と物質依存症とを区別するのは，ただ一つ身体依存の有無だけであるということができるであろう。

## 3．身体依存 vs. 精神依存

　ところで，「物質依存症の本質は身体依存と精神依存のいずれにあるのか？」といった議論は，すでに 1977 年の WHO 専門部会の時点から存在した。Edwards らも，「依存もしくは依存症候群と習慣との境界は不明瞭であり，明確な区別は困難である」ことを認めつつも，精神依存を重視すれば，物質依存と病的ギャンブリングやむちゃ食い（神経性大食症）といった嗜癖的行動との差異を見いだしがたくなるという懸念から，離脱症状や耐性上昇によって具体的に規定しやすい身体依存を重視する方針で依存概念を整理したのである。この問題は，1980 年にワシントンで開催された，WHO 物質関

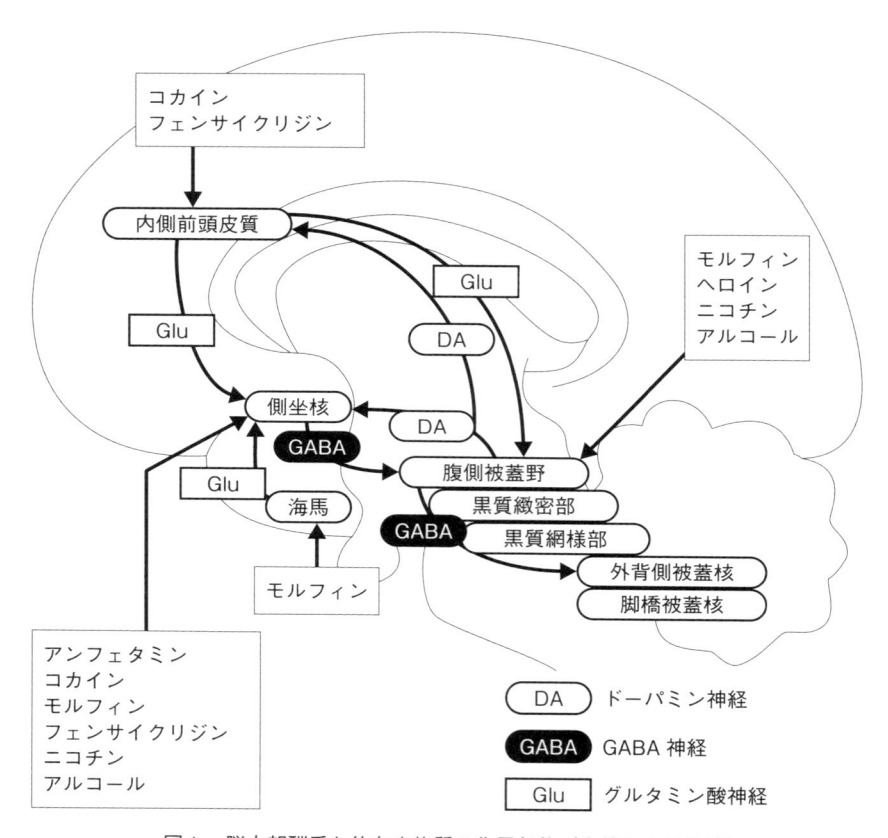

図1　脳内報酬系と依存症物質の作用部位（文献9より転載）

連問題専門部会においても再び蒸し返された[9]。しかしここでも，物質依存に限定した臨床概念として精神依存を積極的に呈示することはできない，という結論となった。

　しかし今日，問題の焦点はもはや身体依存か精神依存かといった次元には存在しなくなっている気がする。洲脇[10]によれば，依存性物質はそれぞれ異なった作用を持つが，同時に共通した脳内報酬系を形成しているという（図1）。この脳内報酬系は，中脳腹側被蓋野のA10細胞に起始し，側坐核，前頭皮質などに投射している中脳辺縁系ドーパミン神経路が中心となり，

さらに周辺に存在するGABA神経系，グルタミン酸神経系などにより形成されている。たとえば，マウスを用いた実験により，アルコールは腹側被蓋野や側坐核におけるドーパミン放出に関与していることが判明している。また，オピエートは，μオピオイド受容体を介してGABA神経系を抑制することで，ドーパミン神経系を興奮させ，その結果，側坐核でのドーパミン放出が促し，ニコチンは腹側被蓋野のドーパミン細胞を直接刺激して側坐核でのドーパミン放出を増加させる。コカインや覚せい剤は側坐核でのドーパミンの再取り込み阻害作用により，報酬効果を発揮する。

　これらの知見は，依存性物質の本質は，脳内報酬系のドーパミンレベルを上昇させる点にあることを示している。その意味では，その物質の薬理作用が中枢神経系に対して抑制性もしくは刺激性に作用するか否か，はたまた，身体依存があるかないかといったことは，さして重要な問題ではないのかもしれない。

　さらに驚くべきことに，嗜癖的行動においても脳内報酬系が関与している可能性が明らかにされている。すなわち，むちゃ食いや習慣的自傷行為におよんだ直後にはβ-エンドルフィンやエンケファリンといった内因性オピエートの分泌量が増加しており，内因性オピエート拮抗薬ナルトレキソンによって，一時的ではあるものの，そうした嗜癖的行動が抑制されることが明らかにされたのである[3,7]。

## 4．「進行性・非可逆性のコントロール障害」への疑義

　これだけの知見が提示されても，なおも物質依存症と嗜癖的行動とを峻別すべきと主張する臨床家，研究者は少なくない。しばしば遭遇する反論の一例をあげてみよう。「依存症の治療は断酒・断薬を治療目標としている。事実，ひとたび依存症の水準に達してしまった者が，アルコール・薬物を適度にコントロールして使用することはできない。しかし，神経性大食症患者に対して，『一口でも食べたらコントロールできなくなるから，これからの人生，ずっと断食しろ』とはいえないはずである」。

　しかし，ちょっと待ってほしい。挑戦的ないい回しとなるが，物質依存におけるコントロール障害は，本当に非可逆的かつ進行性の現象なのであろうか？

実は，反証をあげることは決して不可能ではない。たとえば，1953 年にLemere は，死亡した 500 名のアルコール依存者の生活歴と自然経過の詳細な分析から，全アルコール依存者のうち，28%は死亡する直前まで飲酒をつづけており，22%は重篤な疾患に罹患したために断酒し，11%は特に重篤な疾患に罹患したわけではないが断酒していたことを報告するとともに，7 %の者は不完全ながらも飲酒のコントロールを取り戻し，3 %はなんと完全に適正な飲酒パターンを取り戻していたことに言及している[11]。

　要するに，嗜癖／依存症についてわれわれが知っていることは，まだまだ全体のごく一部にすぎないということなのであろう。

## Ⅲ　DSM-5 ドラフトにおける嗜癖概念の復活

　2010 年 4 月に発表された米国精神医学の新しい精神障害診断分類案 DSM-5 ドラフトでは，「物質関連障害」セクションに二つの重大な変更が提案されている[2]。

　一つは，物質使用障害下位カテゴリーに存在した「依存」および「乱用」という概念が消失し，「使用障害」に一本化するという提案である。確かに従来の DSM-Ⅳ-TR における依存・乱用は，それぞれに着眼点が異なっており，概念として未成熟の部分があった。すなわち，依存は，身体依存に力点を置いた医学的概念である一方で，乱用は，文化や社会規範，法令によって規定される社会学的概念なのである。

　DSM-5 ドラフト[1]では，こうした依存と乱用との質的な不連続性をなくすために，依存診断における身体依存の優位性を減じるとともに，乱用診断における社会規範に依拠する項目を削除している。結果的に，かつて依存もしくは乱用と診断された，さまざまな逸脱的な物質使用の様態は，「使用障害」のカテゴリーにおいて一元的に整理され，必要に応じて重症度評価や生理学的依存の有無を追記することで，逸脱した使用様態を個別的に表現できるようになっている（表1）。

　個人的には，筆者はこの考え方に賛成である。なぜなら，精神保健的支援において介入を要する問題は，物質依存だけではないからである。暴力行動

第 2 章 依存症とアディクション――何がどう違うのか？―― 35

**表 1 DSM-5 ドラフトにおける物質使用障害 substance-use disorder の診断基準**

A. 不適応的な物質使用のパターンであり，以下に示すような臨床的に重大な障害や苦痛が，12 カ月以内に 2 つ（もしくはそれ以上）生じている。

1. 物質使用の結果，職場や学校，あるいは家庭における重要な義務や責任を果たせない，という事態がくりかえし認められる（例：物質使用に関連する欠勤をくりかえしたり，職務遂行能力の低下を来したりする。物質使用に関連する欠席や停学，退学処分を受ける。子どもの養育や家族の一員としての役割を放棄する）。
2. 身体的に危険を伴う状況において物質使用を繰り返す（例：物質使用の影響下で自動車の運転をする，あるいは，機械の操作を行う）。
3. 物質の影響によって，社会的問題や対人関係の問題が持続的もしくはくりかえし引き起こされたり，悪化したりしているにもかかわらず，物質使用が続いている（例：物質使用をめぐって配偶者と口論する，あるいは，殴り合いのけんかをする）。
4. 以下のいずれかによって定義される耐性の存在。
   a 酩酊するために，あるいは，求める効果を得るために必要とする物質の量が著しく増加している。
   b 同じ量の物質を使い続けているうちに，得られる効果が著しく減少している（注意：鎮痛剤，抗うつ薬，抗不安薬，β-ブロッカーのように，医学的管理下での薬物治療においてこうした現象が認められた場合については，耐性とは見なさない）。
5. 以下のいずれかに示される，離脱症状群の存在。
   a その物質に特徴的な離脱が認められる（物質特異的な離脱症状については，それぞれの物質の A 基準および B 基準で述べてある）。
   b 同じ（もしくは，近似した）物質によって，離脱が緩和されたり，離脱発現を回避したりすることができる（注意：鎮痛剤，抗うつ薬，抗不安薬，β-ブロッカーのように，医学的管理下での薬物治療においてこうした現象が認められた場合については，耐性とは見なさない）。
6. しばしば，当初意図したよりも大量に，あるいは長期にわたって物質を使用してしまう。
7. 物質使用の量や頻度を減らしたい，あるいは，コントロールしたい，という持続的な願望が認められる，もしくは，それを試みて失敗したりした経験がある。
8. 物質を入手したり，物質を使用したり，物質の影響から回復したりといった，物質にかかわる活動のために費やす時間が増大している。
9. 物質使用のために，重要な社会的・職業的活動や余暇活動への参加をやめたり，減らしたりしている。
10. 物質使用によって，身体的もしくは心理的問題が生じたり，悪化したりする事態が続いている，あるいはくりかえされていることを知りながら，物質使用が続いている。

表1　DSM-5ドラフトにおける物質使用障害 substance-use disorder の診断基準
（つづき）

11. ある特定の物質を使用することに対する渇望，あるいは強い欲求や衝動が認められる。

重症度を特定せよ。
中等度：2〜3項目に該当。
重度：4項目以上に該当。

可能であれば特定せよ。
生理学的依存を伴うもの：耐性や離脱が認められる（すなわち，項目4もしくは5のいずれかに該当する症状が存在する）。
生理学的依存を伴わないもの：耐性や離脱が認められない（すなわち，項目4と5のいずれにも該当する症状が存在しない）。

経過を特定せよ。
早期完全寛解
早期部分寛解
長期完全寛解
早期部分寛解
アゴニスト治療中
管理的環境下

　や自傷や自殺企図といった自己破壊的行動を促進する要因として，依存未水準に至らないアルコールや薬物の摂取は無視できず，治療においてはこうした問題に対する積極的な介入をすることが必要である。「依存」という概念があるばかりに，精神科医療関係者のあいだに，「依存は医学的治療の対象だが，乱用は司法的対応，もしくは本人の自己責任」という誤解を招いている（筆者は乱用も医学的治療の対象たりえると考えている）。
　DSM-5ドラフトにおけるもう一つの重要な提案は，「物質関連障害」というセクションの名称自体を，「嗜癖およびその関連障害」（翌年2011には「物質使用と嗜癖性障害」という名称に改訂）へと変更するというものである。しかも，病的ギャンブリングをこの「嗜癖およびその関連障害」のセクションに含めることを提案し，将来の検討課題として，付録欄にインター

ネット依存とセックス依存を提示している（ただし，その後，パブリックコメントを受けて，病的ギャンブリングは再び「衝動制御障害」のセクションに戻されている）。

　なぜ米国精神医学会はいまさら「嗜癖」という用語を採用したのであろうか？　おそらくこの「嗜癖」という用語は，偏見を助長する侮蔑的表現としてではなく，より新しい意味をまとって復活したと理解するべきである。米国精神医学会の物質関連障害作業部会は次のように説明している。「麻薬系鎮痛剤やβ-遮断薬のように，医学的管理下での薬物治療においても身体依存を呈する薬剤は少なくないが，だからといって，通常，これらの治療薬を服用中の患者は治療の対象とはならない。治療を要するかどうかの基準は，必ずしも身体依存の有無に依拠せず，どのくらいその人が物質使用にとらわれ，逸脱的・不適応的な行動をもたらしているかである」[2]。

　この発言は，物質依存の中核的問題は，身体依存の有無ではなく，人が物質にとらわれ，支配される事態——Jellinekのいう「コントロール喪失」であり，今日風にいえば，「精神依存」ということになる——であることを改めて確認にしたものである。いずれにしても，このようなDSM-5ドラフトの考え方が予定通りに2013年に正式に採用された場合，嗜癖／依存症臨床のあり方が大きく様変わりする可能性は否定できない。

## おわりに

　嗜癖精神医学は精神医学の「鬼っ子」である。なぜなら，すでに述べたように，嗜癖（アディクション）／依存症という疾病概念は，米国における当事者を中心とした市民運動のなかから誕生したという，非嫡流的出自を持っている。その意味で，嗜癖精神医学の歴史において医学が担ってきたのは，かろうじてその概念を追認し，付け焼き刃的にもっともらしい形式に整える作業だけであった。そうした「付け焼き刃作業」ゆえにこそ，1977年にWHOが定義した「依存症候群」が，後にさまざまな不整合を呈したとも考えられる。

　今日，嗜癖（アディクション）／依存症は，単に依存性物質に関する概念だけにとどまらず，健康や社会的関係を破壊する習慣や衝動行為にまで広が

りつつある。それが，現代人の「現存在の空虚さ eine Leere des Daseines」に由来するものなのかどうかは不明だが，いまや嗜癖／依存症が，DSM-III以降米国精神医学会のリストから消失した「神経症」に代わる，「21世紀の神経症」のポジションを占めていることだけは，否定のしようがない事実といえよう。

## 文　献

1. American Psychiatry Association: Diagnostic and Statistical Manual of Mental Disorders, 4th-TR ed. APA, Washington DC, 2000（髙橋三郎ら訳「DSM-IV-TR 精神疾患の分類と診断の手引き」, 医学書院, 東京, 2002）
2. American Psychiatry Association: DSM-5 draft. http://www.dsm5.org/Pages/Default.aspx
3. Coid, J., Allolio, B., and Rees, L.H.: Raised plasma metenkephalin in patients who habitually mutilate themselves. Lancet 8349; 545-546, 1983
4. Edwards, G.: The Alcohol Dependence Syndrome: usefulness of this idea. Alcoholism, new knowledge and new response (ed. by Edwards, G. and Grant, M.), Croom Helm, London, pp.136-156, 1977
5. Esquirol, E.: Des Maladies Mentales. Bailliere, Paris, 1838
6. Jellinek, E.M.: Disease concept of alcoholism. Alcohol Research Documentation Inc., Piscataway, Reprint version, 1988（羽賀・加藤訳「アルコホリズム：アルコール中毒の疾病概念」, 岩崎学術出版社, 東京, 1973）
7. Jonas, J.M., Gold, M.S.: The use of opiate antagonists in treating bulimia: a study of low-dose versus high-dose naltrexone. Psychiatry Res. 24; 195-199, 1988
8. Levine, H.G.: The alcohol problem in America: from temperance to alcoholism. British Journal of Addiction 79; 109-119, 1984.
9. 洲脇　寛：薬物・アルコール関連用語に関する WHO 専門部会の勧告. 臨床精神医学 12; 641-646, 1983
10. 洲脇　寛：嗜癖精神医学の展開. 新興医学社, 東京, 2005
11. White, L.W.: Slaying the Dragon. Chestnut Health Systems/Lighthouse Institute, Bloomington, 1998（鈴木・山本・麻生・岡崎共訳「米国アディクション列伝：アメリカにおけるアディクション治療と回復の歴史」, 特定非営利活動法人ジャパンマック, 東京, 2007）
12. World Health Organization: The ICD-10 Classification of Mental and Behavioral Disorders: Clinical descriptions and diagnostic guideline, World Health Organization, 1992（融ら監訳「ICD-10 精神および行動の障害：臨床記述と診断ガイドライン」, 医学書院, 東京, 1993）

# 第3章
# 薬物依存に対する精神療法
―― 患者と家族に対する初回面接の工夫 ――

## はじめに

　薬物依存症はれっきとしたメンタルヘルスの問題である。このことは，国際的なガイドラインに，薬物依存症からの回復には司法的処遇よりも治療的処遇の方が有効であると明記されていることからも明らかであろう[4]。しかし残念なことに，わが国の精神科医の認識は，いまだこの水準に遠くおよばない。筆者自身，学会で覚せい剤依存症の治療に関する発表をするたびに，「通院患者の覚せい剤使用が判明した場合の通報は……」などといった質問を受けるのが恒例となっており，正直，そのたびに暗い気持ちにさせられる。

　精神科医の仕事は告発や取り締まりではないし，精神療法は叱責や説教ではない。少なくとも筆者はそう信じている。その意味では，「覚せい剤を使った」と告白する患者への対応は，治療者が精神科医としての自身のありようをどのように規定しているのかを問われる局面といえるかもしれない。

　本章では，筆者は覚せい剤をはじめとする薬物の依存症患者，ならびにその家族に対する精神療法のあり方を，初回面接――筆者は，依存症臨床ではこの最初の出会い方が非常に重要であると考えている――に焦点を当てて取り上げたい。

## I　依存症患者本人との出会い方

### 1．受診をねぎらう

　覚せい剤依存症の治療は最初の出会い方が肝心である。ほとんどの患者は，すでに散々周囲から説教や叱責を受けており，「今度は医者から説教か」といった思いから，通常は，憮然とした態度で診察に臨んでいるものである。

患者の多くは，覚せい剤取締法違反による拘留を終え，家族や弁護士からの説得に圧されるかたちで受診している。この時点では，拘留期間中に覚せい剤による中毒性精神病の症状も消退し，患者本人は「喉元を過ぎた」状態である。おそらく彼らは，「自分は運が悪かった。他にもクスリをやっている奴はたくさんいる」と思う一方で，「その気になれば，自分はいつでもクスリをやめることができる」と考えているであろう。

　筆者は，このような初診の場面でまずすべきなのは受診をねぎらうことである，と考えている。やや芝居がかっているかもしれないが，筆者は次のようにいう。「よくぞ受診しました。覚せい剤をやめようと考える人はたくさんいますが，こうして専門家に相談してみようと，実際に行動を起こす人はわずかです。尊敬に値します」。

## ２．安全を保証する

　筆者は，診察に先立って，「われわれには違法薬物の使用について警察への通報義務はない。ここでは守秘義務が優先されます」と宣言している。事実，医師が警察への通報義務を課せられている依存性薬物は存在しない。確かに麻薬及び向精神薬取締法（以下，麻向法）によって「麻薬中毒者」として都道府県薬務課への届け出を義務づけられている薬物（麻向法の規制薬物，および大麻，あへん）は存在するが，その届け出基準は不明瞭であり，医師の裁量によるところが大きい。実際，国内での届け出状況にも地域によって大きなばらつきがある[3]。いずれにしても，覚せい剤は麻向法における届け出義務の対象薬物ですらない（詳しくは，17章参照）。

　もちろん，反論はあろう。たとえば，「依存症であろうとなかろうと，覚せい剤を使うことは犯罪だ。見て見ぬふりをするのは，医師という公共性を帯びた職業人として道義的な責任がある」。しかし，たとえ公立病院に勤務する医師であっても，医学的治療・援助の見地から正当な理由があれば，刑事訴訟法第239条「公務員の犯罪告発義務」に縛られないことは，すでに判例にも示されている。

　依存症からの回復には，「世界でただ一つだけ正直になれる場所」――「クスリを使いたい」とか「使ってしまった」と告白できる場所――が必要

である。実際，筆者は，何人かの薬物依存症の回復者から，「『底つき体験』は仕事を失うことでも家族と離れることでもなかった。自助グループの仲間のなかで失敗を繰り返し，それを正直に告白するなかで，『自分はひとりではやめられない，仲間の助けが必要なんだ』と痛感したときが，本当の『底つき体験』であった」という言葉を聞いたことがある。

## 3．ライフストーリーを傾聴し，受診に意味を与える

　面接は原則として患者本人を中心に据え，家族にはいったん退席してもらったかたちで進めるとよい。彼らのプライドを傷つけることなく，そして，裁くような態度にならないように，生活歴や物質使用歴に関する情報を収集する。

　覚せい剤依存症患者の人生は波乱に満ちている。彼らの生きざまは，「思い上がり」と「つま先立ち」，虚勢と不安，野心と喪失の相克のなかにある。そして，患者の多くが，人生の「しんどい」局面で薬物の使用量・頻度が高まり，使用コントロールを失っている。そのことを意識しながら，彼らの受診に至るまでのライフストーリーを共感的に傾聴し，「再生の物語」にリフレーミングして患者に返すことは，治療の継続に寄与する。

## 4．否認や抵抗と戦わない

　依存症は「否認の病」である。実際，覚せい剤依存症患者の多くが，薬物使用が引き起こしているさまざまな障害を過小視しており，治療者はしばしば，「俺は依存症なんかではない」あるいは「やめると誓ったから大丈夫だ」といった強固な否認の壁に突き当たる。そのような場合，つい「否認」をめぐって患者と論争してしまう治療者がいるが，これは「百害あって一利なし」と心得るべきであろう。

　実は，否認は回復の最初の兆候である。人は依存症に陥ると周囲の人間にさまざまな嘘をつくようになるが，依存症患者が最も嘘をついている相手は誰かといえば，いうまでもなく自分自身である。たとえば，「自分で思っているほどクスリをコントロールできていないのではないか？」という疑念が生じた場合には，「いや，俺はポンプ（注射）でやっているわけじゃなく，アブ

リ（加熱吸煙）でやっているだけだから，そんなに深刻ではない」と自らにいいきかせる。あるいは，薬物仲間のなかで自分よりも深刻に耽溺している者を見つけ出しては，「人間，ああなったらおしまいだな」などと呟いてみる。精神科病院に入院する羽目になった場合には，重症な統合失調症の患者を見て，「あれに比べれば，俺は相当に軽症だ」とすっかり安心して退院する……。このような嘘で不安を何重にも塗り固めたものが否認なのである。

　要するに，否認とは，多少とも問題を自覚していればこそ出現する構えなのである。かつて「依存症からの回復の第一歩は否認打破から」といわれ，アルコールや薬物に対して自分が「無力であること」「コントロールできないこと」を認めることが重要とされてきた。しかしエビデンスは，治療者が支持的態度をとった場合の方が対決的態度をとった場合よりも治療転帰がよく，対決的な態度で直面化をすればするほど否認が強固になることを明らかにしている[2]。

　いかなる依存症患者も，たえず「やめたい気持ち」と「やめたくない気持ち」とのあいだで迷っていることを胆に銘じておいてほしい。多くの場合，回復者と出会ったり，多少の成功体験を積んだりして，「ひょっとしたらやめられるかもしれない」という希望が見えてくるなかで，患者の気持ちは少しずつ「やめたい」という方向へと傾いていくのである。

### 5．共感しながら懸念を示す

　そうはいっても，ただ支持的態度で接するだけでは，患者のなかの問題意識を大きく育てることはできない。そこで，患者の気づきを促すような質問をすることで，治療者としての懸念を示す必要がある。以下にいくつかの例を挙げたい。

- 「覚せい剤の0.3gのパケ（覚せい剤粉末の包装）を1週間かけて使うつもりだったのに，1日で使い切ってしまったことってありますか？」
- 「週末に覚せい剤を使ったら疲れてぐっすり寝込んでしまい，月曜日に無断欠勤したり，大切な約束をすっぽかしてしまったりした経験はありますか？」

・「ミネラルウォーターの 500ml のペットボトルを眼にしただけで覚せい剤のことを思い出して，気持ちが落ち着かなくなった経験はありますか？」
・「覚せい剤が手に入らなくて意欲がわかずにぐったりしているときに，覚せい剤薬物仲間から『いいネタが入ったからおいでよ』と話を聞いただけで，まるで覚せい剤を使ったときみたいに元気になった経験はありますか？」

いずれも，覚せい剤依存症患者の多くが体験している症状である。なお，患者がこれらの質問に「あります」と回答したからといって，決して「鬼の首を取った」ような雰囲気を醸してはならない。これらの質問に回答するだけで，本人たちのなかで一定の気づきは高まっているはずである。せいぜい，「かなり進んでいますね」と淡々とした調子で懸念を示せば十分であろう。

## 6．強くなるより賢くなろう

　患者は，周囲から「もっと意志を強く持て」「根性でやめろ」と繰り返しいわれてきた。その結果，自分が「弱くないこと」を証明しようとして，不毛で滑稽な努力をするようになる者がいる。たとえば，覚せい剤の誘惑に負けない強い意志を獲得しようとして，机の上に置いた覚せい剤の粉末と毎日数時間向き合うという「修行」をする。こうした試みは，大抵，失敗に終わる。「強くなる」ための努力は，皮肉にも再使用を招き寄せてしまう。

　重要なのは，「強さ」ではなく，「賢さ」である。自らの渇望を刺激される状況について情報を集め，そのような状況を避けることは有効な方法である。注意すべきなのは，覚せい剤をやめるためにむきになっている患者ほど，ひとたびそれに失敗すると，自暴自棄になって連続使用に至ってしまいやすい，ということである。そのような患者に対しては，あえて「『クスリをやめる』のはやめて，とにかく通院と自助グループへの参加を続けてみましょう」という，一見，逆説的ともとれる，大胆な提案をするのも一法である。

## 7．通院継続を積極的に提案する

　初回面接の最後には，覚せい剤をやめる気持ち，あるいは，やめる自信の有無にかかわらず，「まずは通院を続けてみましょう」と提案する。たとえ，まったく覚せい剤をやめる気がない者でも，「使いすぎたくはない」あるいは「使うことで逮捕されたり，精神科病院に入院したりするような目には遭いたくない」という気持ちはある。そこに働きかけて，通院を提案する方法もある。その際，治療環境を安全に保つために，院内での薬物の使用や譲渡・売買は禁止であることは言い添えておくのは，いうまでもない。

## Ⅱ　家族への対応

### 1．家族の来談をねぎらう

　薬物依存症患者の診察場面では，面接自体は患者本人を中心に進めつつも，家族の苦労をねぎらうことを躊躇すべきではない。なぜなら，一人の薬物依存症患者が医療機関を受診するまでには，長い年月にわたる家族の苦悩があるからである。

　薬物依存症の家族は，地域のなかでも親族のなかでも孤立している。家族の薬物問題は，近隣住民はもちろん，親族にもなかなか相談できない。仮に相談したところで，「あなたの育て方が悪かった」とか，「だからあの人と一緒になるのは反対だったのよ」といった説教をされるのがオチである。また，各都道府県・政令指定市の精神保健福祉センターには依存症の家族相談窓口が開設されているが，実際には，そこに相談するのも容易ではない。公的機関であることから，「相談したら，通報されて，子どもが逮捕されてしまうのではないか？」と勝手に思い込んでいる場合もある。

　薬物問題を誰かに相談するということは，たとえ相手が専門職の援助者であったとしても恥の感覚を伴う行動である。家族の心情からいえば，できれば相談しないですませたいところであろう。それゆえ，「今日こそは精神保健福祉センターに相談しよう」と決意しながらも，一日延ばしを重ねるうちに何年もの月日が流れてしまうのである。そして，連日のように家庭内で繰り広げられる暴力や奇行に何年間も曝され続けるなかで，家族の判断力は低

下し，援助希求能力を失っていく。最終的に，「この子を殺して私たちも死のうとまで考えた」というところまで追いつめられた家族の話は，決して珍しいものではない。

## 2．家族を相談機関や自助グループにつなげる

　その一方で，多くの家族に「共依存」と呼ばれる病理が存在し，そのような病的な家族システムが本人の薬物使用を維持しているのも事実である。したがって，本人の回復のためには，まずは病的な家族システムを変化せる必要がある。

　とはいえ，家族の側にもさまざまな事情や躊躇があり，往々にして急な変化は期待できない。援助者から「子どもを突き放しなさい」と指示されても，世間体や子どもへの心配に拘泥しているうちに時間が経過してしまうわけである。治療者が子どもとの別居をあまり強く指示すると，逆に相談関係から離脱してしまうこともある。

　大切なのは，ただちに共依存を解消することではない。むしろ，悩みながらその家族なりの対応のあり方を一緒に考えてくれる場所を確保することが重要である。そのような場所として，精神保健福祉センターに開設されている依存症家族教室，あるいは，薬物依存症者家族の自助グループがある。

　家族教室や自助グループへの参加は，1回だけではほとんど意味がない。筆者は，家族を家族教室や自助グループにつなげる際には，あらかじめ家族に「1回だけの参加では効果がない。少なくとも1年間は通うべきである」と伝えるようにしている。不思議なことだが，継続的に参加しているうちに，患者に対する過干渉や尻ぬぐい行動といったイネイブリングが徐々に減じ，それに伴って，間接的に本人の行動にも好ましい変化——本人自身の治療導入や治療継続——が見られることがある。

## おわりに

　以上，覚せい剤依存症の精神療法について，患者およびその家族に対する初回面接の進め方を中心に論じた。本章を読んでいただければわかるように，

患者と家族のいずれの対応においても，筆者のかかわり方のポイントは治療関係・相談関係の継続にある。根拠はある。海外の研究では，たとえ治療初期に薬物使用が続いていても，治療の継続が良好な転帰に影響することが明らかにされている[5]。

とはいえ，現実には，薬物依存症患者の治療継続は容易ではない。われわれの調査[1]では，薬物依存症専門病院に初診した覚せい剤依存症患者の65%が，その3カ月後には治療を中断していた。苦悩する家族が相談機関につながるまでにすでに相当な月日が経過しており，そこからさらに数年を要してようやく本人が初診にたどり着いていることに思いをめぐらせるとき，この事実はあまりにも悲しい。

もちろん，ここに書いた事柄は覚せい剤依存症の治療全体から見ると，ほんの最初の「さわり」の部分でしかないが，本格的な治療に進むには，まずは治療の継続が前提となる。そのために，治療者はさまざまな工夫を凝らす必要がある。

**文　献**

1. 小林桜児，松本俊彦，大槻正樹，ほか：覚せい剤依存者に対する外来再発予防プログラムの開発——Serigaya Methamphetamine Relapse Prevention Program(SMARPP). 日本アルコール・薬物医学会誌 42; 507-521, 2007
2. Milmoe, S., Rosenthal, R., Blane, H.T., et al.: The doctor's voice: Postdictor of successful referral of alcoholic patients. Journal of Abnormal Psychology 48; 584-590, 1967
3. 松本俊彦：薬物依存臨床における司法的問題への対応．こころのりんしょう a-la-carte 29; 113-119, 2010
4. National Institute of Drug Abuse (NIDA): http://www.drugabuse.gov/PODAT/PODAT1.html
5. Rawson, A.R.: Chapter 4 Practical application of treatment strategies. In: Rawson, A.R. Treatment for Stimulant Use Disorders. Treatment Improve Protocol (TIP) Series 33, pp.49-78, Substance Abuse and Mental Health Service Administration, Rockville, 1999

# 第4章
## 薬物依存臨床におけるインテーク
――治療戦略に役立つ情報――

## はじめに

　まずは，二人の物質依存症患者を想像してほしい。一人は，就職，結婚，妻の出産，昇進，マンション購入と，職場や家庭での責任が重くなるのに伴って飲酒量が増加し，50歳頃に肝機能障害を呈したのを機に来院したアルコール依存症患者。もう一人は，養育者からの虐待のために施設を転々としながら育ち，不良交遊のなかで10代から薬物に手を染め，逮捕，服役の合間に職を転々としながら，最後には暴力団からも追い出されて，30歳頃に精神病を呈して来院した覚せい剤依存症患者。

　いずれも同じ物質依存症患者であるが，二人のあいだにはいくつかの相違点がある。何よりも乱用物質の薬理作用や法規制の状況が異なるし，患者の年代も異なる。それから，前者が適応的な社会生活のなかで中年期以降に入ってから問題が顕在化しているのに対して，後者は人生早期より出現した不適応的行動の一つとして問題が出現している。もちろん，共通点もある。いずれの患者も，物質依存の進行には何らかの「しんどさ」が関係している，という点である。ただし，前者は役割の重さがもたらす「しんどさ」であり，後者は役割が与えられないことの「しんどさ」である。

　要するに，物質依存症とは，決して乱用物質による生理学的異常だけで説明がつくものではないのである。それは，物質を使用する人間が抱える「生きざま」の病であって，その生きざまを「生活歴」と「現病歴（＝物質使用歴）」で切り分けた瞬間に問題の本質が見えなくなってしまいかねない。というのも，物質依存症患者において，その「生活歴」と「現病歴」はしばしば密接に関連し，相互に影響を与え合っているからである。

　本章では，物質依存症患者への治療戦略を考える際に，生活歴，現病歴，

家族歴を聴取する際に押さえておくべきポイントについて，筆者なりに整理してみたい。

## I　生 活 歴

### 1．養育環境・心的外傷体験

　幼少期にさまざまな虐待やネグレクト，養育者との離別体験，家族内の暴力場面への曝露，アルコール問題を抱える家庭での生育経験は，物質依存症を促進する要因である[5]。特に養育者がアルコール問題を持つ環境では，自身が身体的虐待やネグレクトの被害を受けやすいだけでなく，ドメスティックバイオレンスの場面にも曝露されていることが多く，心的外傷は複合的なものとなりやすい。こうした体験は，物質依存症の早期発症，複数物質に対する依存を促進するだけでなく，自傷行為や自殺企図，あるいは摂食障害といった多方向性の自己破壊的行動とも密接に関連する[14]。

　成人後の心的外傷体験も物質依存症を促進しうる[3]。なかでも女性物質依存症患者のドメスティックバイオレンス被害は臨床的にも遭遇する頻度が高い。そのような症例では，暴力的な環境に「適応」するためにアルコールや向精神薬を必要とし，その酩酊状態が配偶者の暴力をさらに引き出す，という悪循環が観察される。

　なお，外傷体験のフラッシュバックに対する自己治療のために，物質使用をしている患者の場合には，単に物質使用をやめさせるだけでは，かえって自殺リスクが高まる可能性もあり，慎重な判断が必要となる[11]。

### 2．発達歴

　幼少期における注意欠陥・多動性障害（AD/HD）の存在は物質依存症のリスクを高める[1]。注意欠陥・多動性障害を抱える子どもは，学校生活や家庭生活でさまざまな自尊心の傷つきの体験に遭遇していることが少なくないが，そのような子どもに行為障害が併発すると，抑うつや不安に対する不適切な自己治療として，有機溶剤や覚せい剤などに耽溺してしまいやすい。海外の研究には，注意欠陥・多動性障害の既往を持つ物質依存症患者は，乱用

物質として，注意欠陥・多動性障害の治療薬と薬理作用が類似している，コカインや覚せい剤といった中枢刺激薬を選択する傾向があるという指摘がある[2]。また，若年の物質依存症患者では，成人後も注意欠陥・多動性障害症状が残遺している者が珍しくないが，そうした症例の治療は難渋することが少なくない[13]。

さらに，軽度の知的障害を伴う者は，そのストレス対処能力の乏しさから物質依存症への罹患リスクがある。実際の臨床場面では，学業などについていけず学校内で孤立した子どもが，非行集団に所属し，薬物を使用することで仲間を得ることがある。この場合，「仲間を得る」という報酬が薬物使用を強化することとなる。

### 3．教育歴

若年の薬物依存症患者のなかには，高校中退以下の教育年数の者が少なくない。これには，保護機能を失った養育環境のなかで安定して学業に打ち込める環境がなかったこと，あるいは，不良交遊のなかで学校から早期に離脱してしまったことが関係している。低い教育年数が直接的に薬物依存症の治療転帰に影響するとはいえないが，就労など社会復帰の障壁となることがあり，これによって間接的に薬物依存症からの回復が阻害される可能性がある。

また，学校生活における達成感の乏しさ（学業，クラブ活動，交友関係における不成功），あるいは，友人からによるいじめ被害の体験は，薬物乱用の危険因子として知られている[3]。薬物依存症からの回復に際しても，このような学校生活における成功体験の乏しさは，自尊感情の低さをもたらし，治療の動機づけに負の影響を与えうる。

### 4．職歴

アルコール依存症患者のなかには，一定の割合でワーカホリックといいうるほど勤勉な者が存在する。たとえば，酒席で築いた人脈を活用して優秀な営業成績を上げるとともに，休日出勤も厭わない熱心さで人望を集める社員が，ある時期から逸脱的な飲酒行動を呈するようになる，といったことはさほど珍しい話ではない。問題飲酒が顕在化前には，勤務時間終了後の「一

杯」という目標が，明らかに業務効率を高めていたと思える症例も存在する。

　同様のワーカホリズムは，一部の覚せい剤依存症患者にも認められることがある。たとえば，覚せい剤を使いながら運送業や水商売に精力的に従事し，本人の覚せい剤使用を知らない周囲から，その熱心な仕事ぶりが称賛されたりする。この場合，周囲からの称賛は，覚せい剤使用を強化する「報酬」として機能している。このような覚せい剤依存症患者では，物質使用をやめた後に就労した際に再びワーカホリック状態を呈すると，物質使用再発の危険性が高まる。

　物質依存症としての特徴が顕在化してくると，患者の職歴にはある特徴的な変化が見られるようになる。それは，転職のスパンが短く，頻繁になるという変化である。短期間で職を辞する理由は，必ずしも物質使用に関連する失態による解雇とは限らない。むしろ多くの場合，ささいな失敗や挫折を契機に，患者は，まだ何も告げられていないにもかかわらず，唐突に自ら職を辞してしまったり，ある日，突然，職場に姿を見せなくなったりする。こうした行動パターンの背景には，他者から拒絶されるという自己愛の致命的な傷つきを回避し，自ら能動的に立ち去ることで，「自分は状況をコントロールできている」という空想的万能感を維持しようとする心理が関係しているように思われる。

　一方，10代から薬物乱用を開始した若年患者の場合，反社会的集団と矯正施設の往復を繰り返したせいで，断続的かつ短期間の単純労働以外，まともに働いた経験を持たない者が多い。こうした患者では，基本的な生活スキルを持ち合わせておらず，そのことが断薬後の社会復帰を困難にし，ひいては断薬の継続をも困難にする。このような若年の薬物依存症患者に必要なのは，リハビリテーションではなく，ハビリテーション（habilitation: 生き方を身につけること）である。というのも，本来，リハビリテーション（re-habilitation）とは，かつての習慣（habit）を訓練によって取り戻すことを意味しているが，彼らは，そのような取り戻すべき習慣など，そもそものはじめから持ち合わせていない。ダルク（DARC; Drug Addiction Rehabilitation Center）などの民間回復施設に入所し，細やかにして粘り強い支援のもとでの生活の立て直しが必要となろう。

## 5．婚姻歴

 物質依存症患者の婚姻関係はしばしば非常に不安定である。問題飲酒や薬物乱用に伴う経済的困窮，あるいは，物質酩酊時の暴力・暴言による婚姻関係の破綻は少なくない。しかしその一方で，恋愛初期の熱に浮かされた状態に嗜癖して，次々に交際相手を変えていったり，行きずりの性関係を結んだりするという，俗に「恋愛依存症」「セックス依存症」といわれる状況が原因で，婚姻関係の破綻を経験している者もいる。

 物質依存症患者の衝動的な性行動は，物質使用がもたらす気分の高揚のなかで行われる傾向がある。特に覚せい剤依存症患者の場合には，配偶者や特定の交際相手以外の異性との性交渉に際して，「セックス・ドラッグ」として覚せい剤を使用する傾向がある。このため，断酒・断薬を続けている物質依存症患者が再び逸脱的な性行動におよぶことが，再飲酒・再使用の引き金となることがある。

## 6．非行・犯罪歴

 物質依存症患者のなかには，非行・犯罪歴を持つ者が少なくない。薬物依存症患者では，違法薬物使用自体が犯罪にあたることから，この傾向はいっそう顕著である。

 非行・犯罪歴に関する情報を収集する際に重要なのは，それが薬物関連犯罪に限定した単方向性のものなのか，あるいは，暴力犯罪，窃盗などのその他の犯罪など，多方向性のものなのかを評価することである。たとえ複数回の逮捕・服役歴が認められたとしても，それが薬物関連犯罪に限定された単方向性のものならば，反社会性パーソナリティ障害と診断すべきではない。

 しかし，多方向性の犯罪傾向が認められる場合には，患者の物質依存症は広範な問題の一部にすぎないと理解しなければならない。もちろん，そうした患者でも物質依存症に対する治療は，暴力犯罪や他の犯罪の発生リスクを低減する可能性があり，重要である。実際，飲酒運転による逮捕者のなかには，アルコール依存症に罹患している者は少なくないし，傷害や放火，あるいは，強制わいせつといった犯罪加害者のなかにも，こうした問題行動におよぶ際には必ず飲酒酩酊している者がいる[10]。

## 7．精神医学的問題

　10代から20代前半で事例化した物質依存症患者のなかには，物質使用開始以前にすでに何らかの精神医学的問題を抱えている者が少なくない。

　多く見られるのは，気分障害，不安障害，境界性パーソナリティ障害である[4]。また，自傷行為や自殺企図の既往を持つ者も少なくない。このような精神障害を抱える若年者は，抑うつ気分や怒り，緊張といった不快感情に対する，不適切な自己治療として物質乱用を行うことが多く，短期間の乱用で重篤な依存を呈するのが特徴である[6]。精神病性障害に罹患している者のなかには，幻聴に対する自己治療として物質を乱用してきた者もいる[4]。

　女性の物質依存症患者では，その2～3割に摂食障害の併存が認められる[9]。10代のときに摂食障害に罹患し，すでに摂食障害は改善した代わりに，今度は物質依存症を発症したという者，あるいは，やせ願望や肥満恐怖といった摂食障害症状の影響から，体重コントロール目的で覚せい剤のような食欲抑制効果を持つ薬物を使用するようになった者，さらには，最初に物質依存症に罹患し，その断酒・断薬過程の不安定な精神状態のなかで，拒食や過食・嘔吐といった食行動異常が顕在化した者など，いくつかのパターンがある。いずれのパターンにおいても，操作的に境界性パーソナリティ障害と診断される症例が多い点は共通しており，物質依存症，摂食障害，境界性パーソナリティ障害すべてに対する包括的な介入が必要となる。

## II　現病歴

　物質依存症患者における現病歴とは，最初の飲酒・喫煙から直近の物質使用までをカバーする物質使用の様態，ならびに，物質使用に関連したさまざまな医学的・心理社会的障害に関する情報を経時的に示したものとなる。とはいえ，物質使用の様態や医学的・心理社会的障害については，乱用物質の種類によって異なる点がある。

　本章では，紙幅の関係から，わが国で代表的と思われるアルコールと覚せい剤という二つの物質の依存症を取り上げておきたい。

## 1．アルコール依存症

　まず，初飲酒年齢，習慣飲酒開始年齢を聴取する。その際，フラッシングタイプ（アセトアルデヒド脱水素酵素活性が弱く，飲酒すると顔面紅潮を呈する体質）かどうかを確認しておく。一般にアルコール依存症罹患リスクが高いのは非フラッシングタイプ（アセトアルデヒド脱水素酵素活性が強く，飲酒しても顔面紅潮を呈しにくい体質）であるが，若年発症型，あるいはパーソナリティ障害を併存する者では，フラッシングタイプも少なくない。また，フラッシングタイプの場合には，食道がんや咽頭がん，大腸がんといった，アルコールに関連する悪性疾患の罹患リスクが高い。

　習慣飲酒の過程で生じる耐性獲得にも注意を払う必要がある。耐性については，摂取するアルコール飲料の量や種類（醸造酒か蒸留酒か），摂取方法（水割り，ロック，ストレートなど）の変化が手がかりとなる。

　続いて，問題飲酒の出現時期に関する情報を収集する。具体的には，休日の日中飲酒，二日酔いによる欠勤といったものからはじまって，上司・同僚による酒臭の指摘，勤務中の飲酒，酩酊時の対人トラブル，飲酒運転による事故や逮捕，ブラックアウト，アルコール関連の内科疾患，飲酒コントロールの喪失，離脱症状といったものまで，幅広く押さえておく必要がある。

　問題飲酒が出現する頃には，比較的少量かつ短時間の飲酒でもブラックアウトが生じるようになる。酩酊状態にも変化が生じ，かつての上機嫌な酩酊から不機嫌な酩酊（いわゆる「からみ酒」）を呈するようになることがある。飲酒するとかえって不眠を呈するといった，いわば「逆耐性」[12]ともいうべき耐性の変化も特徴的である。

　離脱症状については，離脱てんかん，アルコール幻覚症，振戦せん妄といった派手な症状だけでなく，発汗や血圧上昇，焦燥，不眠といった見逃しやすい症状に注目する必要がある。こうした離脱症状は，必ずしも断酒中にのみ生じるものではなく，血中アルコール濃度が低下するだけでも生じることに注意したい。ちなみに，離脱症状は，繰り返す頻度が多くなるほど，易発現性が高まってくる傾向がある。

　いずれにしても，離脱症状が見られる頃には，さまざまな程度の飲酒コントロールの障害を呈しており，自分なりに飲酒のコントロールを試みる患者

が多い。たとえば,「蒸留酒はやめてビールだけしか飲まないようにしよう」「今日は一杯だけでやめておこう」といった誓いをひそかに立てたり,焼酎の瓶にマジックで線を引き,「今日はここまで」と決意したりするなどである。やがて,こうしたコントロールの試みがすべて失敗に終わる頃には,不適切な状況(日中,勤務中,あるいは,運転をしなければならない状況など)で飲酒してしまう,あるいは,自らの飲酒自体に罪悪感を抱くようになって,隠れ飲みや飲酒に関するうそが増える,といった変化が見られるようになる。

　飲酒コントロール喪失の最終段階が,48時間以上続く飲酒,すなわち,連続飲酒の状態である。典型的な連続飲酒は,金曜の夜から飲酒が始まり,週末のあいだずっと飲酒が途切れない状態である。こうした状態では,週が明けてもアルコールを切ることができずに,月曜日の欠勤が増えるといった現象がしばしば観察される。

### 2. 覚せい剤依存症

　しばしば誤解されているが,覚せい剤は,必ずしもその初回使用からただちに習慣使用へと発展するとは限らない。むしろ,初回使用後しばらくは月に1～2回程度,週末だけ使用し,表面的には職業的・社会的活動に支障が出ない時期が数カ月続くことの方がはるかに多い。しかし,そのようにして使用を繰り返す過程で,次第に一回摂取量や摂取頻度が多くなっていき,耐性を獲得していくのは確かである。

　耐性獲得の典型例としては,覚せい剤使用開始当初は,覚せい剤を摂取すると食事もとれず,睡眠もとれなくなっていたはずが,いつしか摂取直後でも食事もとれ,睡眠もできるようになる,といった現象がある。耐性獲得は,加熱吸煙で使用した者が静脈注射で使用するようになる,といった摂取方法の変化として観察される場合もある。加熱吸煙による経気道的摂取は,依存形成や精神病症状惹起効果においては経静脈的摂取と大きな違いはないものの,同じ効果を得るのに静脈注射のおよそ倍の覚せい剤の粉末が必要であり,効率が悪い[8]。そのため,覚せい剤入手のためにつぎ込む金額が大きくなるにしたがい,必然的に摂取方法は変化せざるを得なくなる。

覚せい剤使用のコントロール喪失を判断する際には，入手した覚せい剤のパケ（包装された覚せい剤粉末）を，「1週間かけて少しずつ使おう」と決意しながら，結局，わずか1日で使い切ってしまう，あるいは，手元に覚せい剤を持っていると，我慢できずにあればあるだけ使用してしまう，といった挿話が手がかりとなる。また，覚せい剤離脱時には，虚脱性の嗜眠状態（通称「つぶれ」。いくら刺激を与えてもまったく目を覚まさない深い眠りを呈する）[7]が十数時間続くのが通常であるが，この「つぶれ」時間のコントロールも効かなくなる。たとえば，「ほんの少しだけ仮眠をとろう」と思ったつもりが「つぶれ」の眠りになってしまい，仕事の予定を無断でキャンセルしてしまう。あるいは，「つぶれ」の時間が20～30時間と延長し，その間，家族や職場の同僚からみると「行方不明」の様相を呈する。この状況では，覚せい剤の報酬効果を体験している時間よりも，その薬理効果からの回復に要する時間の方がはるかに長くなっている。

　このように使用コントロールを失うに至った依存症患者は，ひそかに断薬のための努力を試みはじめていることが多い。たとえば，「これが最後の一発」と決意して覚せい剤を使用することを，それこそ何回，何十回と繰り返すことが挙げられる。この種の挿話は，重篤な依存を示唆する症候である。この段階では，覚せい剤のことを思い出させる刺激に遭遇しただけで渇望が生じたり，覚せい剤のことを考えただけで，まだ覚せい剤を使用していないのに，覚せい剤使用時の身体反応が出現したりすることも見られる。たとえば，覚せい剤粉末を溶かすために日頃から携行していたミネラルウォーターが入った500mlのペットボトルを見ただけで渇望が刺激されたり，覚せい剤のことを思い浮かべただけで，まだ使用していないにもかかわらず，便意（覚せい剤を使用すると自律神経系の緊張が亢進し，腸管の蠕動が活発になる）を催したりするのである。

　覚せい剤による中毒性精神病の発現時期については，個人差が大きく，覚せい剤使用期間や使用量，あるいは，依存症の重症度とは必ずしも相関しない。精神病症状として比較的早期に現れるのは，覚せい剤を摂取した直後の高揚感・多幸感が消退し，しかし，まだ体内に薬理効果が残っている状況で発現する，一過性の被害念慮である。これは，乱用者のあいだで「勘ぐり」

と呼ばれているものであり，違法薬物使用の罪悪感に覚せい剤の薬理作用に重なることで出現する反応性の症状と考えられる。

それでもなお，覚せい剤使用が繰り返されれば，覚せい剤誘発性精神病性障害が発現する。しばしば観察されるのは，「盗聴器が隠されている」「皮膚の下に虫がいる」といった妄想が，覚せい剤の薬理作用による強迫性に修飾されて，家中の電化製品を飽くことなく分解しつづけたり，顔のニキビ潰しに何時間も没頭したりする，という行動である。この精神病状態は，通常，治療によって覚せい剤最終使用から数日から長くとも1カ月程度で消退するが，それ以降，以前よりも少量の覚せい剤使用で精神病症状が発現するようになってしまう，いわゆる「逆耐性」現象が認められる[12]。

このような精神病状態を繰り返すなかで，患者の体質的・遺伝的素因によっては，病的状態からの回復に要する時間が長くなり，覚せい剤使用間歇期にも持続する慢性精神病性障害が顕在化したり，飲酒や不眠を契機として精神病状態の賦活再燃をみるフラッシュバック現象[12]を呈したりすることがある。

## Ⅲ　家族関係

物質依存症は家族を巻き込む病気である。たとえば，父親のアルコール依存症が原因で母親がうつ病に罹患し，息子が非行やひきこもりを呈し，娘が摂食障害を発症したり，自傷行為を繰り返していたりする，といった状況は，保健所などの地域相談機関の事例検討会ではおなじみのケースである。

明らかな精神医学的問題として事例化しない場合でも，物質依存症は家族を圧倒的な力で巻き込んでいく。たとえば，物質依存症患者本人のことを心配するあまり，「友人と遊んでいるときにも楽しむことができない」「いまごろまた飲酒しているのではないかと心配でならない」と，たえず依存症本人のことで頭がいっぱいという状態になっていることがある。これは，物質依存症患者自身がいつもアルコールや薬物のことばかり考えているのと相似している。

このような状況にありながらも、家族は、強烈な恥の意識にとらわれて周囲に相談することができず、地域のなかでも親族のなかでも孤立し、世間体を守ることだけに躍起となってしまいやすい。その結果、本人の暴力や暴言に圧倒されてアルコールを買いに行ったり、薬物を購入するお金を渡してしまったりと、本人の物質依存症を進行させることに加担してしまうのである。なかには、物質使用をやめない物質依存者本人に対して叱責、説教を繰り返し、ときには暴力をふるう家族もいる。しかしその結果は、恥の感覚に苛まれた本人がますます物質に耽溺する、という悪循環に終わることが多い。

このような状態が「共依存」と呼ばれる病的な関係性である。共依存状況では、家族内に本人の物質使用を維持するシステムができあがってしまっている。物質依存症患者の治療においては、家族成員の誰がこの共依存システムに巻き込まれているのかを同定し、精神保健福祉センターで開催されている依存症家族教室や依存症者家族の自助グループへの継続的参加を促していく必要がある。

もう一つ重要なのは、物質依存症患者の周辺はさまざまな暴力の被害や加害に満ちている、ということである。物質依存症患者自身が養育者による虐待の被害者であることが少なくないのは、すでに生活歴の項で述べた通りであるが、同時に、虐待の加害者であることも珍しくない。

このことは、物質依存者の治療を複雑にしている。たとえば、若年患者の治療では、本来、保護的な役割を担うはずの養育者を必ずしも適切な支援資源として活用できない状況がある。その場合には、ダルク（Drug Addiction Rehabilitation Center；DARC）などの民間回復施設に入所させることで、家族から物理的に引き離し、エンメッシュした家族病理から心理的な距離を置く必要がある。また、暴力加害が問題となっている場合には、被害者である配偶者や子どもを保護し、さまざまな公的機関と連携をして福祉的介入を進めるともに、将来における配偶者や子どもとの関係修復を目標にして、治療の動機づけをしていく必要がある。

## おわりに

　以上，物質依存症患者の対応戦略を考えるうえで，生活歴，現病歴，家族関係に関して押さえておくべきポイントについて，私見を述べてきた。最後に，これらの情報を収集する際の注意点について述べて，本稿の締めくくりとしたい。

　生活歴や現病歴などの情報収集は初診において行われることが多いが，物質依存症臨床ではこの初診が非常に重要である。患者の多くは，家族や弁護士といった周囲からの強い圧力によって渋々受診しており，治療態度は相当に消極的である。患者は，すでに散々周囲から説教や叱責を受けており，「今度は医者から説教か」といった思いから，憮然として，あるいは対決的な姿勢で診察に臨んでいることが多い。

　治療者は，まずは受診をねぎらうべきである。たとえ，アルコールや薬物を使用した状態での受診であったとしても，である。そのうえで，物質依存症患者本人を中心に据え，彼らのプライドを傷つけることなく，そして，裁くような態度にならないように情報を収集する。違法薬物の依存症患者に対しては，正直に話せるように，「警察への通報義務のある薬物はない。ここでは守秘義務が優先される」と宣言するのもよいだろう。

　物質依存症患者の多くが，人生における「しんどさ」の局面で使用コントロールを失っている。そのことを意識しながら共感的に彼らの人生のストーリーを思い描くことは，それ自体がすでに治療的なかかわりであり，治療継続性を高める。物質依存症の治療は初診で中断となってしまうことも多いだけに，たとえ初診だけで中断となったとしても，将来，問題を自覚した際に，再度，受診を考え直せる出会い方が重要である。

　患者の強固な否認の壁に突き当たってたじろぐこともあろう。だが，「依存症であるか否か」をめぐって患者と議論を戦わせるのは，「百害あって一利なし」である。そもそも否認とは，多少とも自らも問題を自覚していればこそ出現する構えであり，その意味では，むしろ回復の第一歩として歓迎すべきものとも考えられる。治療者は，いかなる物質依存症患者でも，たえず

「やめたい気持ち」と「やめたくない気持ち」とのあいだで迷っていることを信じなければならない。

## 文　献

1. Brown, S.A.: Recovery patterns in adolescent substance abuse. In JS Bear, GA Marlatt, & RJ McMahon (eds), Addictive Behaviors Across the Life Span: Prevention, treatment, and policy issues. pp.161-183, Newbury Park, CA: Sage, 1993
2. Carroll, K.M.: History and significance of childhood attention deficit disorder in treatment-seeking cocaine abusers. Compr. Psychiatry 34; 75-82, 1993
3. Dadd, M.R., McAloon, J.: Chapter 6 Prevention. In CA Essau (eds), Substance Abuse and Dependence. pp.143-184, Brunner-Routledge, East Sussex, 2002
4. Essau, C.A., Karpinski, N.A., Petermann, F., et al.: Häufigkeit und Komobidität von Störungen durch Sustanzkonsum. Zeitschrift Kindheit und Entwicklung, 7; 199-207, 1998
5. Harrison, P.A., Fulkerson, J.A., Beebe, T.J.: Multiple substance use among adolescent physical and sexual abuse victims. Child Abuse and Neglect 21; 521-539, 1997
6. Khantzian, E.K.: Self-regulation and self-medication factors in alcoholism and the addictions: Similarities and differences. In M. Galanter (Ed) Recent Developments in Alcoholism, pp.251-277, Plenum, New York, 1990
7. 小沼杏坪：覚せい剤中毒の多面的臨床類型．精神経誌 86; 315-339, 1984
8. Matsumoto, T., Kamijo, A., Miyakawa, T., et al.: Methamphetamine in Japan: the consequences of methamphetamine abuse as a function of route of administration. Addiction 97; 809-818, 2002
9. 松本俊彦, 山口亜希子, 上條敦史, ほか：女性物質使用障害における摂食障害：乱用物質と摂食障害の関係ついて．精神医学 45; 119-127, 2003.
10. 松本俊彦：物質使用と暴力および自殺行動との関係．日本アルコール・薬物医学会雑誌 45; 13-24, 2010
11. 森田展彰, 岡坂昌子：薬物使用障害者の自殺．精神科治療学 25; 213-221, 2010
12. 佐藤光源, 中島豊爾, 大月三郎：慢性覚醒剤中毒の臨床的研究．精神医学 24; 481-489, 1982
13. 鈴木健二, 武田綾：注意欠陥多動性障害（ADHD）を伴うヤングアルコホーリック　自己記入式ADHDチェックリスト（DSM-Ⅲ-R）を使用した研究．精神医学 43; 1011-1016, 2001
14. Zlotonick, C., Shea, T., Recupero, P. et al.: Trauma, dissociation, impulsivity, and self-mutilation among substance abuse patients. Am. J. Orthopsychiatry 67; 650-654, 1997

# 第5章
# 薬物依存に対する治療プログラム
## ——Matrix Model と SMARPP——

## I わが国の薬物依存治療の現状

　わが国は，覚せい剤（methamphetamine）の乱用問題が，第二次大戦後から50年あまりもの長きにわたって続いている，国際的に見ても希有な国だ。しかし，残念なことに，わが国の平均的な精神科医にとって，覚せい剤関連精神障害の臨床は中毒性精神病の治療でしかなかった。そして，その根本的問題である覚せい剤依存については，たんなる「犯罪」であって，「医療ではなく司法」の対象という見解を持つ精神科医療関係者も少なくなかった。精神科医のあいだで薬物依存の領域は伝統的に最も不人気な分野の一つであり，したがって，これを専門とする精神科医は少なく，薬物依存の治療を引き受けている医療機関も限られていた。

　問題は専門家や専門医療機関の少なさだけではなかった。そもそも薬物依存治療プログラムがなかったのだ。もちろん，入院治療プログラムを持つ専門医療機関はいくつか存在するが，その有効性の検証する研究は皆無であった。さらに，本来，依存者に対する地域支援の要となるはずの外来治療プログラムに至っては，専門医療機関でさえも持ち合わせていなかった。その代わり，専門家の多くは，薬物依存者を自助グループや民間回復施設につなげるべく熱心なはたらきかけを行ったが，専門医療機関に受診した薬物依存者のなかでそうした資源につながる者はほんのひと握りでしかない。少なくない依存者は，12ステップミーティングやハイヤーパワーなる言葉に抵抗感を抱き，参加を拒んだのだった。専門家はそうした抵抗感を「否認」と捉え，「まだ底をついていない」と理解し，援助の埒外へと放り出すこともまれではなかった。

　しかしながら，最近になって，こうした状況は少しずつ変化している。本

稿では，そのような新しい試みの一例として，米国において試みられている，覚せい剤依存外来治療プログラムであるMatrix Model[10]を紹介し，さらに，それを範とするわが国における覚せい剤依存治療プログラムの試みについて論じたい。

## II 慢性疾患としての薬物依存とその治療の原則

　治療プログラムについて論じる前に，薬物依存とはいかなる「疾患」（ここで，括弧付きにしたのは，共通した病理学的変化に依拠するような狭義の医学的疾患と峻別するためだ）であるのかを明らかにしておきたい。

　薬物依存は，一種の慢性疾患である。この「慢性」という表現には二つの意味がある。一つは，「治癒しない」という意味である。実際，「やめたいと思っても使ってしまう」というコントロール喪失を呈する至った患者の場合，長期間の禁断後にもコントロールした使用様態に回復するのは難しく，だからこそ，原則として断薬が治療目標となる。

　もう一つの意味は，「再発と寛解を繰り返す」ということである。ある研究によれば，入院治療を受けた薬物依存者の75%は退院後1年以内に再発し，8年間に少なくとも3〜4回は再治療を受ける必要があるという[2]。患者の一部は，再発と寛解を繰り返しながら最終的に断酒・断薬を達成し，断酒・断薬には失敗した患者においても，物質摂取量・摂取頻度は減少させており，人生全体から見た医学的障害や心理社会的損失の抑制には成功している[2]。その意味では，薬物依存は，慢性疾患のなかでも特に糖尿病や高血圧症といった生活習慣病と共通した特徴があると理解するべきである。

　ここで，このような慢性疾患としての薬物依存に対して，米国薬物乱用研究所（National Institute on Drug Abuse; NIDA）が提唱する治療の原則は，以下の通りである。

### 1）司法的対応よりも治療的対応が有効

　違法薬物の場合には，使用自体が犯罪となるが，再犯率を低下させるには刑罰の対象とするよりも，薬物依存に対する治療を行う方が効果的である。

### 2）多様な治療の選択肢が必要

薬物依存者はまさに十人十色の価値観と個性を持っており，それに応じて治療方法も多様な選択肢が用意されているべきである。

### 3）包括的な治療が必要

薬物依存者が抱えている問題は医学的な問題だけとは限らない。住居がなかったり，経済的困難を抱えていたり，職業技術が乏しいといった問題を抱えている薬物依存者は少なくなく，女性患者の場合には子育ての問題を抱えていることもある。治療は，こうした問題に対する福祉的サービスの提供も含めた，包括的なものであるべきである。また，薬物依存と他の精神障害を抱えた重複障害患者に対しては，薬物依存と併存する精神障害の両方に対して同時に治療を提供した場合，最もよい効果が得られる。

### 4）治療は質よりも提供される期間の長さが重要

良好な治療転帰は，治療プログラムの質の高さよりも，それが地域で提供された期間の長さに関係する。その意味では，患者が物質を再使用することを問題視するのではなく，治療から脱落してしまうことを問題視する態度が重要である。

### 5）治療は高い頻度で提供されるべきである

治療プログラムはできるだけ頻繁に提供される必要がある。週1回だけのプログラムでは，無治療の場合と大差なく，少なくとも週2回以上実施しないと有効ではない。

### 6）否認や抵抗と闘わない

患者の「自分は依存症ではない」「ちゃんとコントロールできている」といった，否認や抵抗と対決せずに，彼らの内なる両価的感情（「変化したい気持ち」vs.「変化することへの迷い」）に対して，共感的に接する方が治療転帰はよい。

### 7）どのような段階でも介入は可能である

わが国の医療者のなかには，薬物依存からの回復には『底つき体験』（物質使用の結果として「どん底」を味わい，「このままの自分ではもうダメだ」と痛感すること）をした後でなければ，治療は有効ではないと信じている者がいる。しかし，一見，治療意欲がないように見える患者でも，たえず変化

すべきか否か迷っていることが多く，非対決的な介入によって変化が生じる可能性がある。少なくとも，治療意欲の状況に合わせた形での介入は十分に可能である。

### 8）非自発的な治療でも効果はある

「本人の主体的な治療意欲がなければ薬物依存からの回復はできない」と信じている医療者は少なくない。しかし，裁判官から強制通院命令を出された覚せい剤依存者の予後は，自主的に治療に参加している者と変わらないという。

## Ⅲ　薬物依存に対する治療法の選択肢

薬物依存の治療では，薬物療法ではなく，心理療法が主役となる。薬物に対する渇望を緩和する治療薬についてはいまだ十分なエビデンスの集積がなく，ヘロイン依存に対するメサドン置換療法は別として，覚せい剤やコカインの依存に対する置換療法の有効性については否定的な研究が多い。その意味では，いかなる薬物療法に対しても，それ単独で臨床的に意味のある改善を期待することできない。

以下に，薬物依存に対する心理社会的治療の代表的な治療コンポーネント，ならびに，その有効性に関する実証的知見を紹介しておきたい。

### 1．動機付け面接

薬物依存患者の多くが家族や弁護士などからの圧力で仕方なしに受診し，治療意欲に乏しいのが普通である。しかし，患者の多くは，「変化を求める気持ち」と「変化への迷い」とのあいだで揺れ動いている。この治療法は，共感的な態度と介入によって患者自身に矛盾した考えに気づかせながら，「変化できる」という自己効力感の高めていく技法である。この治療法は，他の心理社会的治療と組み合わせて実施されることが多いが，軽症薬物依存の場合には，単独でも認知行動療法と同等の効果があり，また，敵意の強い薬物依存患者には，最も有効な治療法である（Project MATCH Research Group）[11]。

## ２．認知行動療法（対処スキルストレーニング）

 薬物依存は，「日常のさまざまなストレスに対処しようと試みる，非適応的かつ習慣的な行動パターン」であり，その行動は，内的な刺激（怒りや不安といった不快感情など）や外的な刺激（飲み仲間や注射器など）が引き金となって生じ，報酬や罰の回避によって強化される。認知行動療法では，自分の物質欲求を刺激する内的・外的引き金の分析を通じて，再発リスクの高い状況を回避し，別の対処スキルを習得させる。

 薬物依存に対する認知行動療法の有効性に関する研究は，コカイン依存に関するものが数多くなされている。Carroll[1]によれば，認知行動療法は，コカイン依存に対し，従来の支持的なケースマネージメントに比べて半年後の治療転帰が良好であったという。また，認知行動療法の治療効果を，A.A.やN.A.といった12ステッププログラムと比較した場合，治療効果は同程度ではあるが，1年後のアルコールの摂取量は，12ステップ群の方が多い[16]，あるいは，プログラム参加中の断薬日数では12ステップが優れているが，治療終了後の再発の少なさでは認知行動療法が優れているといった報告がある[5]。コカイン以外の物質では，アンフェタミン依存に対する外来認知行動療法は，治療共同体による入所治療に比べ，治療終了1年後の転帰が優れているという報告（Hawkins et al, 1989）がある一方で，大麻依存には動機付け面接におよばないことが指摘されている[15]。

 このように，いくつかの物質の依存では認知行動療法の有効性が証明されているものの，それでは，認知行動療法を構成するさまざまなコンポーネント（セルフモニタリング，危険な状況の同定，渇望に対する対処法，問題解決訓練）のうち，いずれが有効に作用しているのかについては，いまだ明らかにされていない。事実，認知行動療法は，対人間および個人内における不快感への対処スキルの不足を物質依存の原因とする作業仮説にもとづいているにもかかわらず，改善した患者において新しい対処スキルの使用頻度が必ずしも増えているわけではない，という指摘がある[4]。このことは，認知行動療法は，薬物依存に対して直接的な治療効果を持つのではなく，むしろ認知行動療法という枠組みが薬物依存者との治療関係を築きあげる際のコミュニケーションツールとなることによって，いわば間接的な治療効果を発揮し

ている可能性を示唆している。

　なお，近年の趨勢としては，認知行動療法は，他の治療法と組み合わせた，統合的治療プログラムとして提供されていることが多い。その代表が，後述する Matrix Model である（Matrix Institute）。

### 3．暴露療法

　アルコールや薬物の欲求を刺激する引き金に患者を暴露することを，その刺激によって惹起される欲求が軽減するまで繰り返す治療法である。これによって，引き金で惹起される物質欲求は消失し，物質使用に抵抗できるようになるとされている。しかし，この治療法の有効性についてさまざまな議論があり，特に違法薬物使用障害の場合には，この治療を受けた患者の多くが自ら進んで危険な状況に赴く傾向があるという[2]。

### 4．随伴性マネージメント

　この治療法は，たとえば，患者が，プログラムへの参加や尿検査による断薬の確認といった，観察可能な目標行動をとった場合に商品券などの強化因子を提供し，望ましい行動が見られない場合には，強化因子の提供を中止するなどといったかたちで行われるものであり，すでにその有効性は確認されている[4]。

　この方法の強化因子としてさまざまな福祉サービスを提供する治療は，「コミュニティ強化療法」といわれる。具体的には，断酒や断薬が確認された場合には，職業訓練プログラム参加や住居サービスの受給が許される，などといった方法で実施される。

### 5．自助グループ（12ステップ）

　アルコール依存者の自助グループであるアルコホリクス・アノニマス（Alcoholics Anonymous; A.A.）は，1935年に設立され，いまや世界中に存在している。

　A.A. のアルコール依存に対する基本認識の特徴は，「身体的，精神的，そしてスピリチュアルな病」「進行性の病」であって，依存者の行動上の問題

は「飲酒の結果であって，飲酒の原因ではない」とする点にある。この認識にもとづいてまとめられたA.A.の哲学が12のステップである。A.A.メンバーは，12のステップに準拠した，「言い放し，聞き放し」のミーティングに参加しながら，併行して，スポンサーシップと呼ばれる個別的支援を受けることとなるわけである。薬物依存者の12ステップグループとしては，N.A.（Narcotics Anonymous）がある。

今日，A.A.プログラムは医療のなかに取り入れられており，国内の依存症専門病院では，A.A.メンバーのメッセージを招いたり，院外のA.A.ミーティングへの参加をプログラムに組み込んでいる。MATCH（Matching Alcoholism Treatment to Client Heterogeneity）研究によれば，12ステッププログラム，動機付け面接療法，認知行動療法のいずれも同等の治療効果があり，治療終了3年後の断酒率は，12ステッププログラムを受けた群が最も高かったという[11]（Project MATCH Research Group）。ただし，敵意や抵抗感の強い患者や重複障害患者の場合にはさほど効果的とはいえない。

## Ⅳ Matrix Model とは何か

### 1．Matrix Model の登場

1980年代，米国ではコカインの乱用者の急激な増加に見舞われた。これに対して，当時の政府は薬物に対する規制を強化し厳罰主義で臨んだが，再犯者が多く，単に刑務所の「回転ドア現象」を呈するだけであった。当然ながら，医療機関はコカイン依存者の治療を行うことを迫られた。たとえば，「底つき hitting bottom」や「厳しい愛 tough love」で有名な Minnesota Model にもとづく28日間入院治療プログラムは，多くのコカイン依存者の治療を引き受けた。しかし，患者の多くは中途で治療から離脱してしまい，十分な成果を上げることができなかった[13]。

アルコール・ヘロイン依存治療で定評がある Minnesota Model が成果を上げられなかった背景には，依存性薬物の薬理作用の相違，そして，そのことに由来する依存者の臨床的特徴の相違が関係している。すなわち，アル

コールやヘロインといった身体依存を持つ中枢抑制性物質の場合，その顕著な耐性上昇と離脱症状の苦痛により，いわゆる「底つき」を体験しやすい。離脱症状による身体の衰弱は，それらの物質を止める十分な動機をもたらすからである。しかし，コカインや覚せい剤といった中枢刺激薬の依存者の場合には，そうはいかない。離脱の苦痛は治療動機となりにくく，なかなか「底をつかない」からである。それどころか，中枢刺激薬の乱用者が「底をつく」のを待っていたら，その前に中毒性精神病にもとづく暴力事件が発生してしまう危険がある。

要するに，コカイン・覚せい剤などの中枢刺激薬乱用の台頭は，米国の援助者をして依存臨床のあり方を根本から考え直す機会を与えたのだった。そうした状況のなかで二つの新しい試みが誕生したわけである。一つが，後述する，Matrix Model をはじめとする新しい外来プログラムの登場であり，もう一つが，「刑務所の回転ドア」に失望した判事たちが独自に開始したドラッグコートであった。なお，この二つの試みはいずれも相互に補完し合いながら発展していったことを忘れてはならない。というのも，ドラッグコートによる地域内処遇は，Matrix Model のような外来プログラムの存在を抜きにして語ることができないからである。

## 2．Matrix Model を構成するコンポーネント

Matrix Model とは，1984 年に設立された Matrix 研究所のクリニックで開発された，中枢刺激薬依存に対する統合的集中型外来治療アプローチ法である。これは，再発予防スキルトレーニング（認知行動療法），動機付け面接，随伴性マネージメント，心理教育，家族療法，12 ステッププログラムへの参加などいった，複数の治療要素が統合されたものである[10]。

抵抗や否認とは闘わず，罰則ではなく報酬を用い，患者の治療継続に力点を置く，という Matrix Model の方法論は，わが国の精神科医療関係者には，新鮮，もしくは非常に大胆なものに思えるかもしれない。また，ワークブックと治療者マニュアルに準拠したグループセッションは，幅広い援助者が容易に実施できるという点で優れている。なお，このプログラムは当初は 24 週間という期間が設定されたが，近年，コスト管理型医療（managed care）

の影響を受け，16週間に短縮された[13]。

 Matrix Modelの治療コンポーネントは，「依存者本人への直接的介入」「家族教育」「社会的資源の活用」「薬物使用モニタリング」という四つのコンポーネントから構成される[10]。以下に，各コンポーネントについて説明したい。

### a．依存者本人への直接的介入（初期回復グループ，再発予防グループ）

 以下のグループ療法セッションを組み合わせて，依存者が少なくとも週3日はクリニックを訪れるように予定を組む。すでにコカイン依存の治療に関して，週1回の外来治療では何も治療を行わない場合と転帰に差がなく，有効な治療のためには最低でも週2回，できれば週4回の治療セッションが必要であることが明らかにされている。その意味で，外来グループセッションを週3回実施することは，治療構造としてきわめて重要だ。なお，この3回のセッションは，たとえば月・水・金とか火・木・土のように間隔をあけて連続しないようにして実施しなければならない。

 実際のセッションでは，まずは講義形式で渇望の神経生物学機序や条件付けのメカニズム，回復のプロセス（ハネムーン期，ウォール期，回復期，安定期）がわかりやすく説明される。その後に，ワークブックを用いたグループセッションのなかで，それぞれの自分にとって渇望のトリガーとなるものを同定し，対処スキルを修得し，毎日の生活のスケジュールを立てるという作業に取り組むわけである。

1）トリガーの同定：トリガーには以下のようなものがある。①外的トリガー：薬物渇望を刺激する人物（売人，薬物仲間など），場所（繁華街，クラブなど），時間帯・曜日・特別な日（深夜，週末，給料日やクリスマスなど）。②内的トリガー：H.A.L.T.（Hungry 空腹，Angry 怒り，Lonely 孤独，Tired 疲労）に該当するような，依存者自身の心身の状態。③依存症的行動：薬物乱用時に見られやすい行動（不正直や約束不履行，特定のパートナー以外とのセックスや強迫的性行動，夜更かしや朝寝坊など）。④依存症的思考：薬物使用を正当化するような考えや弁明（「またには少しくらいいいじゃないか」「こんなひど

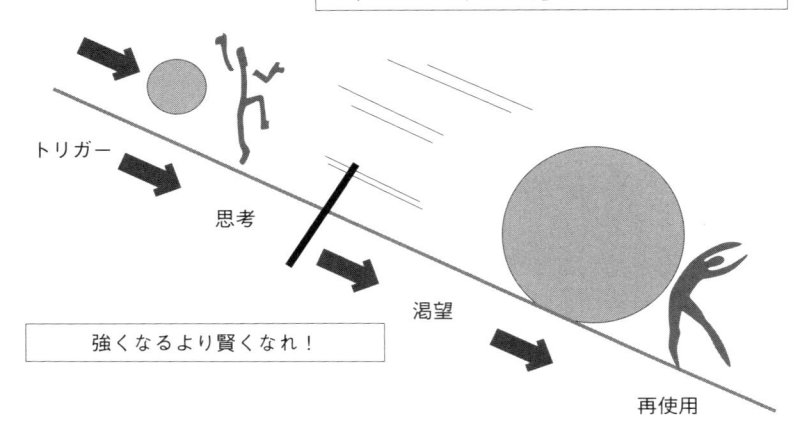

図1 トリガーと渇望

いショックを受けたんだから，仕方がない」）。⑤パルフェナリア：薬物を使っていた道具（ガラスパイプや注射器など）のようなきわめて強力な外的トリガー。これらのトリガーに遭遇した依存者は，頭の中で，「どうしよう，困ったな……でも，今日は大丈夫かな。少しなら平気かな」などと，「使いたい気持ち」と「止めたい気持ち」とが葛藤する対話（Matrix では「思考」と呼んでいる）をはじめてしまう。しかし，この段階ではもはや手遅れなのだ。すでに渇望は手に負えないほど巨大化しており，使用へと至るのは時間の問題である（図1）。再使用を防ぐには，まずはできるかぎり外的・内的なトリガーを避け，パラフェルナリアを処分し，依存症的行動をやめる必要がある。

2）対処スキル：トリガーに遭遇した時点で何からの対処スキルで，次の「思考」の段階に移行しないようにする必要がある。こうした場合のスキルとして，思考ストップ法，視覚イメージ法，スナッピング(手首にはめた輪ゴムを弾く)，瞑想などの方法を用いたり，重要他者や援助者に連絡したり，12ステップミーティングに参加するなどの行動をとることを提案する。また，曜日や時間帯，給料日のような，回

避できないトリガーに対しては，重要他者と一緒に食事をする予定などを入れておくなどの対処が必要である。
3）スケジューリング（日課の計画を立てる）：次のセッションまでの日課を立てる。原則として，外的トリガーや依存症的行動を避けるような生活を立てることを勧める。トリガーとは反対に，「自分が薬物渇望に流されてしまいそうになるのを止めてくれるもの」として「錨（アンカー）」も同定しておくことは，危険な場所に行ったり，危険な曜日や時間を過ごさねばならない場合に役立つ。このスケジューリングは，スケジューリングは必ずクリーンな状態にあるときに行うことが推奨されており，予定した日課にない行動をとることは，それ自体が薬物使用の危険を高める「依存症的行動」である可能性が高い。

### b．家族教育

講義形式で渇望の神経生物学機序や条件付けのメカニズム，あるいは回復のプロセスについて知識を身につけ，依存者本人が取り組んでいるプログラムの内容について理解を深めてもらい，本人の内的・外的トリガーや依存症的行動への対処を支援できるような協力体制を整える。

### c．社会資源の活用

Matrix Modelでは，12ステップミーティングを，経済的負担のかからない社会資源の一つと捉え，クリニック受診日以外の日の日課として活用することで，安全な生活を計画することを推奨している。12ステップミーティングは，時間帯を薬物使用の危険が高い時間帯や曜日，休日を安全に過ごしたり，感情的動揺のような内的トリガーに遭遇した場合に有用な資源となる。ただし，12ステップミーティングへの参加は決して必須ではなく，参加しないからといって治療から排除されることはない。

同じような社会的資源としてMatrix独自に月1回開催している「ソーシャル・グループ」という集まりもある。これは，Matrix Modelの卒業生が現在のプログラム参加者とその家族にメッセージを伝える場といえるだろう。こうした集まりも安全な生活を構造化するための重要な要素となっている。

### d．薬物使用モニタリング

　Matrix Modelでは，週3回のクリニック受診日のうち，ランダムに選ばれたいずれか1日に尿検査を実施し，覚せい剤反応の有無を確認している。この尿検査の結果は，司法的対応のためにではなく，治療効果を評価するために用いられる。

　Matrix Modelの考え方は，再使用は治療のなかでは必然的に起こるものというものであり，使用状況を客観的にモニタリングすることで，治療者は，現在提供している治療の有効性のフィードバックを得ることが求められている。また，覚せい剤反応が陽性であった場合には，個人セッションにおいて再発分析を協働的に行い，陽性が続く場合には，現在の治療内容の再検討を行う必要があることを意味する。

### 3．Matrix Modelにおける覚せい剤依存者との関わり方

　Matrix Modelでは，患者の自尊心を高める関わり方が重視されており，治療者には，決して物事を決めつけず，患者の回復を見守る態度を維持することが求められる。その態度は，「コーチ」に比せられ，望ましい行動は支持し，望ましくない行動については患者にフィードバックするというものである[10,13]。以下に，そのポイントを列挙しておく。

1）すべての覚せい剤依存者は治療に対する疑念や両価的な思いを抱いていると心得る：経験の乏しい臨床家は，治療に訪れた覚せい剤依存者に治療動機の乏しさや「否認」を見出すと，焦燥感や怒りを感じるが，治療に対して無条件かつ全面的な熱意を持って治療をはじめる覚せい剤依存者など存在しないのだ。こうした抵抗は，治療を妨げるものではなく，覚せい剤依存を構成する不可欠な一部分として捉える。
2）最初の問い合わせ電話に迅速かつ積極的に対応する：覚せい剤依存者からの電話による最初のコンタクトをどのように扱うかについて，その依存者が治療を開始するか否かが決まってしまう。したがって，問い合わせ電話には迅速に対応し，電話で保留にしないことが，治療導入の観点から重要なのである（覚せい剤依存者は性急であり，保留に

されると電話を切ってしまうことが多い)。
3) 最初の予約をできるだけ早い時期にスケジュールする：治療を受けようという決断は移ろいやすい。そのため，最初のセッションの予約までの時間が開きすぎると，予約の日に患者が現れないという事態が生じる。したがって，最初の問い合わせ電話から24時間以内に面接予約を入れることが，治療導入率を高める[10]。
4) 治療プログラムについて明確なオリエンテーションを提供する：患者には，治療内容・期間や治療プログラムにおける規則，参加に際して患者が期待されることについて明確な情報を与えるべきである。オリエンテーションは，患者の恐れや不安を払拭するのに役立ち，治療継続にプラスの影響を与える。
5) 患者に選択肢を与える：人は自分で選択したという実感が持てるものには参加しやすく，治療からの離脱も少ないことが明らかにされている。自分で選択したと実感するためには，患者に選択肢を与え，そのなかからもっとも適切な治療計画を選択できるように，協働的な作業を行うことが大切である。
6) 患者に敬意を持って接する：多くの先行研究は，患者を温かく迎え，敬意を持って接することが，治療継続率の向上に有効であることを明らかにしている。確かに，一部の覚せい剤依存者は挑発的で扱いにくいのも事実であるが，その一方で，患者が治療への援助を求めるのにどれほどの勇気を要し，治療開始を決断することがいかに恥ずかしく不安な経験であるかを認識することが大切である。援助と治療を求める患者に対しては，原則として肯定的な評価を伝えるべきであろう。
7) 治療者は共感をもって患者に懸念を伝える：治療者は思いやりがあり，友好的，魅力的，共感的で，しかも率直でなければならない。助言や提案は，支配的・対決的な方法ではなく，思いやりと援助的姿勢を持って提供される必要がある。権威的・対決的な態度は，暴力のリスクを高める。
8) 抵抗とは闘わない：すでに述べたように，治療に対する抵抗と闘わない。「否認」を打破するような戦略は逆効果であることが明らかにさ

れている[8]。
9) 正の報酬を用いて治療参加を強化する：商品のクーポン券や割引券などの報酬を用いた治療は継続性と有効性において優れていることが明らかにされている[10]。こうした報酬は，賞状やシールのような簡単な物品でもよい。そして，患者には，何があっても——たとえ覚せい剤を再使用したときでも——治療プログラムに戻ってくるように，というメッセージを繰り返し伝える必要がある。患者には，いつでも歓迎することを伝えながら，予約カード，パンフレット，予定表などを渡すとよい。
10)「予約すっぽかし」に対する電話：予約したセッションに参加しなかった患者には電話もしくはメールを利用してをかけて来院を励ます。

## 4．その他に Matrix Model のセッションで重視されていること
### ａ．覚せい剤使用に関連する強迫的な性行動をアセスメントする
　覚せい剤使用は，しばしば不特定多数とのセックス，あるいは強迫的自慰行為や強迫的なポルノ鑑賞といった強迫的な性行動，さらには自身の本来の嗜好性とは異なる同性愛行為や買春行為などと密接に関連している[10]。覚せい剤依存者にとって，こうした性行動は渇望を刺激する依存症的行動となる。それゆえ，性の問題も積極的に取り上げる必要がある。
### ｂ．二次物質の使用をアセスメントする
　覚せい剤依存者の多くが，アルコールや大麻などの物質を使用する習慣を持っているが，そうした二次物質の使用に問題を感じている者は少ない。しかし，仮にごく少量の摂取であっても，これらの物質がもたらす脱抑制効果，あるいは，条件付けされた反応は覚せい剤の渇望を高め，依存者を再使用の危険に曝すことが明らかにされている[10]。したがって，治療セッションのなかで，二次物質の問題を積極的に取り上げる必要がある。

## 5．Matrix Model の有効性
　Matrix Model の有効性を検証した研究はすでにいくつか存在する。なかでも，Matrix Model は，従来の外来治療に比べて，治療離脱率が有意に低

く,治療期間中の断薬率が有意に高く[14],また,入院による治療や12ステップミーティングによる治療と比較しても,治療離脱率が有意に低く,治療中の断薬率が有意に高いことが明らかにされている[12]。しかし,その一方で,治療期間修了後6カ月経過時点での転帰に関しては,Matrix Modelと従来の治療とのあいだで効果に差がない[14]。

　Matrix Modelの構造を考えれば,こうした結果はある程度予想できるものといえるかもしれない。なにしろ,少なくとも週3回クリニックでのセッションに参加し,その3回のうちのいずれか1日に抜き打ちで尿検査を実施されたらば,文字通り「クスリを使っている暇がない」ということになる。スケジューリングによって生活を構造化するのも,まさにそうした「暇」をなくす目的からである。けれども,ひとたび治療が終了した場合には,一気に生活が崩れ,元通りの結果となってしまう可能性がある。

　治療終了後の転帰に関する結果は,決してMatrix Modelの有効性を否定するものではない。精神障害はもとより,あらゆる慢性疾患の治療において,薬物療法であれ何であれ,一定期間だけの治療でその効果が維持される治療法など存在しない。時間経過に伴って治療効果が減衰したとしても,治療離脱率が低く,治療期間中の断薬率が高いプログラムであれば,効果維持のためのブースター・セッションを追加したり,治療期間を延長したりするなどの方策によって解決することは十分に可能なのだ。

## V　SMARPPの開発

　2006年にMatrix Instituteで研修を受けたわれわれは,同年より,依存症専門医療機関である神奈川県立精神医療センターせりがや病院(以下,せりがや病院)で,Matrix Modelに範をとった覚せい剤依存外来治療プログラム(Serigaya Methamphetamine Relapse Prevention Program; SMARP)の開発に着手した[3]。

　われわれがMatrix modelの方法論を参考にした理由は二つある。一つは,認知行動療法的志向性を持つワークブックを用いた,マニュアルに準拠した治療モデルであったからだ。そのような特徴は,治療技法の普及という観点

でも大きなメリットとなる。もう一つは，Matrix model が中枢刺激薬依存を念頭に置いた統合的外来治療法であり，覚せい剤乱用者が多いわが国の現状に適合していたからである。

　SMARPP は，当初，プログラム実施期間は 8 週間全 21 回（現在は全 16 回もしくは 28 回の二つのバージョンがある）と短期間であったことを除けば，原則として Matrix と同じ構造を採用した。具体的には，週 3 回の外来通院（うち 2 回は認知行動療法を実施）と週 1 回の尿検査の実施を基本とし，動機付け面接の原則に沿った支持的な介入を大切にしたのである。これは，「厳しい愛 Tough Love」の名のもとに直面化を多用する，従来のアディクション臨床の原則とまったく正反対の試みであった。また，セッションを無断欠席時には参加者の携帯電話に連絡し，「次回の参加を待っている」というメッセージを入れるようにした。これも，従来の「去る者は追わず」というアディクション臨床の原則とは異なる対応であった。それから，われわれは，薬物を使わないことよりも治療の継続を支持し，毎回，コーヒーと菓子を用意し，和やかで気楽な雰囲気を心がけるなど，治療の継続率を高めるための工夫を凝らした。

　われわれが作成したワークブック（図 2・図 3）では，覚せい剤依存のメカニズムや心身への弊害といった内容の他に，トリガーの同定や渇望に対する対処行動といった認知行動療法的なワーク，アルコール，セックス，さらにはボディイメージや食行動異常と覚せい剤渇望，言い訳と再使用の正当化のパターン，信頼や正直さと回復との関係などのテーマを広く取り上げた。さらに，週 3 回のうち 1 回のセッションの終わりに抜き打ちで実施する尿検査結果については，家族にも伝えないだけでなく，診療録にも記載せず，あくまでも秘密を守り，結果は治療効果のモニタリングのためだけに活用する姿勢を明確にしたわけである。

　こうした試行の結果は，実に興味深いものであった。第一に，SMARPP の実施により，参加者の「薬物依存に対する自己効力感尺度」得点の上昇が認められた。第二に，治療実施期間における治療継続率（100％）が，従来のせりがや病院の治療を受けた対照群（39％）に比べてきわめて高く，治療機関中の断薬率は 100％であった[3]。

| | |
|---|---|
| 第1回 | なぜアルコールをやめなきゃいけないの？ |
| 第2回 | 引き金と欲求（1） |
| 第3回 | 引き金と欲求（2） |
| 第4回 | 精神障害とアルコール・薬物乱用 |
| 第5回 | アルコール・薬物となじみ深いものとお別れしよう |
| 第6回 | アルコール・薬物のある生活からの回復段階──退院後の最初の1年間 |
| 第7回 | アルコールと薬物を使わない生活を送るために注意すべきこと |
| 第8回 | 退院後の生活のスケジュールを立ててみよう |
| 第9回 | 合法ドラッグとしてのアルコール |
| 第10回 | マリファナはタバコより安全？ |
| 第11回 | 引き金－考え－欲求－使用 |
| 第12回 | あなたのまわりにある引き金について |
| 第13回 | あなたのなかにある引き金について |
| 第14回 | 回復のために（1）──信頼と正直さ |
| 第15回 | 回復のために（2）──社会復帰と仲間 |
| 第16回 | 覚せい剤の身体・脳への影響 |
| 第17回 | 依存症ってどんな病気？ |
| 第18回 | 危険な状況を察知する |
| 第19回 | アルコールを止めるための三本柱──抗酒剤について |
| 第20回 | 再発を防ぐには |
| 第21回 | アルコールに問題を抱えた人の予後 |
| 第22回 | 再発の正当化 |
| 第23回 | アルコールによる身体の障害（1）──肝臓の病気 |
| 第24回 | 性の問題と休日の過ごし方 |
| 第25回 | アルコールによる身体の障害（2）──その他の臓器の病気 |
| 第26回 | 「強くなるより賢くなれ」 |
| 第27回 | アルコールによる脳・神経・筋肉の障害 |
| 第28回 | あなたの再発・再使用のサイクルは？ |

図2　ワークブックの目次

　もっとも，プログラム終了後1カ月後の治療継続率は，SMARPP実施群と対照群とで有意差はなかった[1]。けれどもわれわれは，この結果は何らSMARPPの有効性を否定するものではないと考えている。なぜなら，

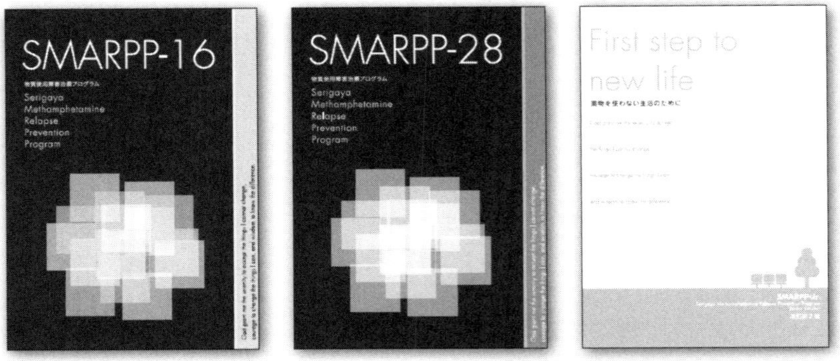

図3　ワークブックの表紙（SMARPP・SMARPP-Jr.）

　SMARPP が治療脱落率と治療期間中の覚せい剤使用率が低いのであれば，さらに長期間その治療を提供すればよい。薬物依存に有効な治療とは，ある特定の治療技法ではなく，いかなる治療技法でもよいからとにかく長く続けることであるといわれている。その意味で，地域プログラムに求められる重要な要素とは，治療脱落率の低い，依存者に長く参加したいと思わせる内容を備えている必要がある。

　なお，平成22年度より，SMARPP の試みは，厚生労働科学研究障害者対策総合研究事業「薬物依存症に対する認知行動療法の開発とその効果に関する研究（主任研究者：松本俊彦）」において，複数の医療機関や地域保健機関，さらには，司法関連施設や民間回復施設での有効性の検証が行われている。また，われわれは，SMARPP のワークブックを改変して，若年者向け自習ワークブック「SMARPP-Jr.」を作成し，すでに少年鑑別所の健全育成教育ツールとしての有用性を確認している（図3）[7]。

## VI　これからの薬物依存治療プログラム——その可能性と限界

　近年，わが国の刑務所や保護観察所において，覚せい剤依存に対する教育的介入が開始されつつある。筆者が危惧するのは，こうした状況を知った，

覚せい剤依存の治療に嫌悪感・抵抗感を持つ精神科医療関係者が，「これでわれわれ医療者はこの問題にタッチしなくてもよくなった」と早合点してしてしまうことである。強調しておくが，その考えは間違いである。

薬物依存の治療とは，それがいかに優れた治療法であっても，決して「貯金することができない」性質のものである。したがって，治療に最も求められる要素とは，何よりもまず継続性であり，再使用よりも治療からの離脱を問題視するようなスタンスである。刑務所や保護観察所がいかに優れた治療プログラムを実施しようとも，やがて薬物依存者は出所し，保護観察を終了して地域に戻ってくる。そのためにも，地域において長期間実施できる低コストで簡便に実施できる治療プログラムが必要なのだ。その意味では，ワークブックとマニュアルに依拠することで「最低点」が担保されたSMARPPには，薬物依存に対する地域支援コンポーネントの一角を担う資格は十分にある。

くれぐれも誤解しないでほしいのは，決してわれわれはSMARPPを「最高の治療プログラム」などと考えていない，ということである。いうまでもなく，薬物依存からの回復に資する最高の援助とは，同じ問題を抱えながら新しい生き方を獲得したロールモデルの提示であり，同時に，安心して治療に集中できる住居の確保や経済の保証である。それから，家族らに対する継続的な支援と介入も忘れてはならない。重複障害の薬物依存者に対しては併存する精神障害に対する治療も必要である。その意味で，SMARPPをはじめとする，いわゆるMatrix Modelの治療プログラムが，それ単独で提供されたとしても治療効果には限界があるのはいうまでもない。

けれども，ダルク（DARC; Drug Addiction Rehablitation Center）をはじめとする当事者による支援以外に治療の選択肢がほとんどないに等しく，専門家や専門医療機関があまりにも乏しいわが国にとっては，ワークブックとマニュアルを備えた治療プログラムは十分に存在意義がある。というのも，ワークブックというコミュニケーションツールによって，援助経験の乏しい専門職援助者でも薬物依存者にサービスを提供できる状況を用意するからだ。

われわれは，いま薬物依存の治療プログラムに求められているのは，贅沢で高度な専門性を帯びた施設ではない，と考えている。そのようなものは存

在し得たとしても，所詮はごく限られた数にとどまるがゆえに，全国的な水準で見れば，薬物依存者の地域における社会復帰にはさほど貢献しないであろう。

真に重要なのは，臨床経験の乏しいさまざまな援助者でも比較的容易に一定水準以上の援助を提供でき，しかも，薬物依存者がアクセスしやすい治療プログラムが，地域に数多く存在し，自助グループやダルクなどの民間回復施設，保護観察所などの司法関連機関による援助のネットワークの隙間を埋めることなのである。さらにいえば，あちこちでそのような治療プログラムや支援資源に接触し，参加するなかで，「安全な再使用」を繰り返しながら，「変化への動機付け」[8]を高めていくプロセスこそが，実は，薬物依存に対する治療プログラムそのものであることを，精神保健の援助者や行政関係者，司法関係者が十分に理解する必要がある。

## 文　献

1. Carroll, K.M.: A cognitive-behavioral approach: treating cocaine addiction. National Institute on Drug Abuse, NIH Publication Number 98-4308, 1998
2. Emmelkamp, P.M.G., Vedel, E.: Research basis of treatment. In "Evidence-based treatment for alcohol and drug abuse: A practitioner's guide to theory, methods, and practice (Emmelkamp & Vedel)", Routledge, New York, pp.85-118, 2006
3. 小林桜児，松本俊彦，大槻正樹，ほか：覚せい剤依存者に対する外来再発予防プログラムの開発——Serigaya Methamphetamine Relapse Prevention Program (SMARPP). 日本アルコール・薬物医学会誌 42; 507-521, 2007
4. Litt, M.D., Kadden, R.M., Cooney, N.L., et al.: Coping skills and treatment outcomes in cognitive-behavioral and interactional group therapy for alcoholism. Journal of Consulting and Clinical Psychology 71; 118-128, 2003
5. MaKay, J.R., Alterman, A.I., Cacciola, J.S., et al.: Group counseling versus individualized relapse prevention aftercare following intensive outpatient treatment for cocaine dependence: Initial results. Journal of Consulting and Clinical Psychology 65; 778-788, 1997
6. Matrix institute: http://www.matrixinstitute.org/index.html
7. 松本俊彦，今村扶美，小林桜児，ほか：少年鑑別所における薬物再乱用防止教育ツールの開発とその効果——若年者用自習ワークブック「SMARPP-Jr.」. 日本アルコール・薬物医学会誌 44; 121-138, 2009

松本俊彦,小林桜児,今村扶美:薬物・アルコール依存症からの回復支援ワークブック (SMARPP ; Serigaya Methamphetamine Relapse Prevention Program) 金剛出版, 2011
8. Miller, W.R.: Motivation for treatment: A review with special emphasis on alcoholism. Psychological Bulletin 98; 84-107, 1985
9. National Institute of Drug Abuse (NIDA): http://www.drugabuse.gov/PODAT/PODAT1.html
10. Obert, J.L., McCann, M.J., Marinelli-Casey, P., et al.: The Matrix Model of outpatient stimulant abuse treatment: History and description. Journal of Psychoactive Drugs 32; 157-164, 2000
11. Project MATCH Research Group: Mating alcoholism treatments to client heterogeneity: Project MATCH three-year drinking outcomes. Journal if Studies on Alcoholism 58; 7-29, 1998
12. Rawson, R.A., Obert, J.L., McCann, M.J., et al.: Cocaine treatment outcome: Cocaine use following inpatient, outpatient, and no treatment. In: Harris, L.S., eds. NIDA Research Monograph Series, Number 67. DHHS Pub. No. (ADM) 86-1448, pp.271-277, NIDA, Rockville, 1986
13. Rawson, R.A., Urban, R.M.: Treatment For Stimulant Use Disorders: A Treatment Improve Protocol (TIP) Series 33. Substance Abuse and Mental Health Service Administration, Rockville, 1999Diane Pub Co, 1999
14. Rawson, R.A., Marinelli-Casy, P., Anglin, M.D., et al.: A multi-site comparison of psychosocial approaches for the treatment of methamphetamine dependence. Addiction 99; 708-717, 2004
15. Stephans, R.S., Roffman, R.A., Simpson, E.E.: Treating adult marijuana dependence: A test of the relapse prevention model. Journal of Consulting and Clinical Psychology 62; 92-99, 1994
16. Wells, E.A., Peterson, P.L., Gainey, R.R., et al.: Outpatient treatment for cocaine abuse: A controlled comparison of relapse prevention and twelve-step approaches. Am. J. Drug. Alcohol. Abuse 20; 1-17, 1994

# 第6章
# 薬物依存の回復と寛解

## I 薬物依存へのプロセス

　たとえば，どんなに重篤な覚せい剤依存者であっても，覚せい剤を使った最初のときから心理社会的なトラブルを生じたり，医学的障害を呈したりするわけではない。最初のうちは，職業的活動に支障が出ないように，たとえばパーティのときだけ，あるいは週末だけ，セックスのときだけといった具合に，コントロールして使っていたはずだ。ときには，周囲の者は，覚せい剤を使うことで活動性が高まった本人のことを，まさか覚せい剤を使っているなどとはつゆも思わずに，「おまえ最近，仕事よく頑張っているな」などと褒めていることもめずらしくない。

　とはいえ，いつまでも蜜月が続くわけではない。やがて使用開始当初と同じ効果を維持するには，覚せい剤の使用頻度や量を増やさなければならなくなる。入手した薬物を1週間持たせるつもりであったのに，たった一日で使い切ってしまい，収入のかなりの部分が薬物のために消えてしまうようになる。たえず「覚せい剤を切らさずに，ばれることなく使い続けるには，どうしたらいいのか」といったことばかりに心を奪われ，そのためにあちこちで嘘をつくようになる。嘘の上に嘘を塗り込め，気づいてみると，信じがたいほど口がうまくなっている薬物依存者も少なくない。そのあまりの「詐欺師」ぶりに，事情を知らない精神科医は「反社会性パーソナリティ」などといったラベルを貼ってしまうこともある。

　しかし，彼らが誰を最も騙しているのかといえば，実は自分自身なのだ。この時期には，すでに彼らは仕事や人からの信頼を失ったり，精神症状をはじめとした医学的障害も自覚したりしている者が少なくないが，そうした現実から目を背け，「自分に優しい」理屈をひねり出しては不安を鎮め，自分

を騙す。たとえば，「まだまだ大丈夫，俺はポンプ（注射）ではなく，アブリ（加熱吸煙）でやっている」「あいつほどヨレていない，ああなったら人間おしまいだな」などと自らにいいきかせ，「これが最後の一発」というのを何回，何十回となく繰り返していく。もはや覚せい剤をコントロールしているのではなく，覚せい剤にコントロールされている状況だ。自分の価値観も劇的に変化してしまう。最初のうちは，女性とのセックスの際に性感を高めるために覚せい剤を使っていたはずなのに，いつしか女性からの誘いを断り，一人で部屋にこもって覚せい剤を使用しながら自慰行為に耽るという，本末転倒が起こる。

これが依存症と呼ばれる事態なのである。

## II　治癒しないが回復する病気

A.A.（Alcoholics Anonymous: アルコール依存者の自助グループ）やN.A.（Narcotics Anonymous: 薬物依存者の自助グループ）のような12ステッププログラムでは，アルコール依存と同様，薬物依存も慢性・進行性の病気と理解されている。

慢性・進行性とは，「治癒しない」ことを意味している。すなわち，薬物依存者は薬物を使い始めた当初のように，自分の社会的・職業的活動に支障を来すことなく，薬物をコントロールして使うことができない。薬物を入手しながら，それをすぐには使わないで長期間保管しておくなどといったこともできず，あればあるだけ使ってしまう体質は，もはや変えることができないのだ。そして，何年やめていても再び手を出せば，最後に使った時点の状態から依存は進行を再開する。つまり，やめていた数年間，依存は治癒していたのではなく，進行が一時的に停止していたにすぎないわけである。

しかしその一方で，薬物依存は「回復」することができる病気でもある。薬物をやめ続けることで，薬物で失ったものを取り戻すことができるのだ。もちろん，すぐにすべてを取り戻すわけではない。まず身体的健康を，やがて薬物によって誘発された幻覚や不眠症といった後遺症が改善し，精神的健康を取り戻す。さらに時間が経過すれば，「心」——物の考え方や感じ方——

一が回復する。最後に、信頼と人間関係を回復する。ここまでに到達するには、何年もの月日を要するのが通常である。
　回復するために大切なのは、とにかく「最初の一発に手を出さない」ことだ。最初の一発に手を出せば、それは一発では終わらない。それどころか、変化しかけた「物の考え方・感じ方」まで、薬物を使用していたときの状態に戻ってしまう。薬物依存者は飲酒もやめる必要がある。薬物依存者の多くが、飲酒によってほろ酔いになったときに再使用に至っている。飲酒酩酊は、「たまにはいいかな」「一回くらいならばばれないだろう」という、再使用を容認する思考を生み出しやすいのだ。
　12ステップでは、「もはや意志の力ではコントロールできない」という自らの無力を認め、まずはアルコールも含めたあらゆる酩酊物質の摂取をやめ、連日、ミーティングに参加して薬物を使用する暇もないほどの状況のなかで、「しらふ」で自らのさまざまな不快な感情に対処することを学んでいく。そして、薬物を使っていた時期とは異なる生活パターンを作り上げることで、自身の行動を変化させていくのである。そして、行動という外面的な変化はやがて「物の考え方・感じ方」という内面をも変化させる。
　要するに、12ステッププログラムは、「すべての心理的問題は薬物摂取の結果として生じたのであって、原因ではない」としてひとまず「性格」を棚上げしながらも、実は巧妙に、その最終的な治療目標をパーソナリティの再組織化へとすり替えているのだ。意外に知られていないが、12ステッププログラムにおいて、依存症の根本的原因は霊性（スピリチュアリティ）の喪失にあり、依存者は自己中心的な性格を持っているとされている。
　確かに臨床的実感として、まだ断薬していない依存者の多くにある独特の性格傾向が認められるのは否めない。それは、生来のものではなく、薬物依存の結果として生じた後天的な性格傾向である。物質に「酔う」ことで不快な感情から目を背け、聞きたくない話に耳を閉ざす。あるいは、「酔い」のヴェールで他者とのあいだに煙幕を張り、親密な心の交流から退却する。そして渇望に振り回されて薬物探索行動を繰り返しつつ、他人や自分に嘘をつき続けるなかで、本来の自分の姿も見失う。物の考え方・感じ方に見られる独特の偏りは、そういった生活の結果として生じるものだ。

12ステッププログラムは,「酔い」をもたらす物質を断ち続け,ミーティングに通い続ければ,こうした性格上の欠陥から回復することができると教えている。筆者自身,12ステッププログラムを何年も実践しながら薬物を断ち続けてきた薬物依存者のなかに,そうした回復の姿が体現されているのを感じることがある。一言でいえば,人の話を聞くのが上手で,肩肘張らない等身大の生き方をする者の姿である。

## Ⅲ　回復ではないが寛解している者もいる

　しかし,薬物をやめることに成功した薬物依存者のすべてが,そのような回復像を呈するわけではない。専門医療機関では,「1回使用したら止まらない」という薬物依存者ばかりに遭遇するが,刑務所などの矯正施設に訪れると,それとはまた少し異なる「元薬物依存者」と出会うことがある。若い頃には明らかに覚せい剤依存の診断基準を満たす挿話がありながら,その後,進行するどころか,むしろ徐々に使用頻度が減少し,最近数年は自然と使わなくなった,という受刑者は確かに存在するのだ。そうはいっても他の犯罪により刑務所に収容されている以上,行動上の問題がすべて解決されているわけではないのはいうまでもないが,しかし薬物依存に限っていえば,その進行は停止している。

　この状態に対しては,「寛解」という表現がしっくりする。もちろん,回復と寛解は同じことを指しているのではないか,という批判はありえる。そもそも,「治癒はしないが回復はする」という当事者の言葉を,精神医学の言葉に翻訳すれば,「寛解」という表現になる。寛解とは,結核や統合失調症で用いられるのと同様に,つねに再発のリスクをはらみながらも,現在は進行が停止し,生活に大きな支障がない状態を含んだ表現なのだ。しかし,「回復」という表現をあえて用いる場合には,「寛解」以上の何か,単に薬物をやめているにとどまらない,「霊的な成長」といったニュアンスを伴っていると考えている。

　ある時期,規制薬物に手を染め,一時的に使用コントロールを失った経験のある者が,その後どのような転帰をたどったのかを知ることは難しい。薬

物使用自体が犯罪とされているなかで，地域の薬物依存者を追跡していくことには限界がある。そうしたなかで，追跡率に問題があるものの，奥平ら[9]が20年以上前に実施した，専門医療機関受診者の予後調査は，きわめて貴重だ。その調査によれば，薬物依存患者の予後は意外に悪くない。少なくともアルコール依存患者の断酒率よりは，薬物依存者の断薬率の方がはるかによいことが報告されている。

なぜその調査では，薬物依存患者はアルコール依存患者よりも良好な転帰をたどったのであろうか？　薬物へのアクセスはアルコールよりもはるかに困難であり，薬物に関連した人間関係を断てば薬物の入手自体が困難となってしまうといった事情があるからかもしれない。また，法律による規制が一定の抑止効果を発揮している可能性がある。さらに，法律による規制のために社会規範からの逸脱（DSM-IV-TRにおける「乱用」）として容易に事例化する一方で，生理学的な依存そのものの重症度は低いために，断薬が比較的容易であった，という可能性も考えられる。もっとも，一部の薬物依存患者では，規制薬物の使用をやめる代わりに，社会的に容認されるアルコールの使用へと移行し，アルコール依存に陥っている可能性は十分にありうるだろう。

ちなみに，薬物乱用防止教育でしばしば生徒たちに伝えられる，「薬物に1回でも手を出したら薬物依存になってしまう」という話は，明らかに神話といわざるを得ない。たとえば米国の場合，8～9％の若者が10代においてコカインや覚せい剤の使用経験があり，半数以上にマリファナの使用経験があるが，彼らが一様に薬物依存の状態になることなく，高校卒業までには薬物をやめていく。将来における薬物依存への発展を予測する要因は，高校卒業時点でのアルコール・薬物乱用の存在であるという[2]。

それでは，なぜある若者は薬物依存に罹患し，別の若者は罹患しないのだろうか？　これには，その若者が置かれた環境・状況などといった要因が多数関係していると考えられるが，精神医学的観点に限っていえば，気分障害や不安障害に罹患していることは薬物依存を促進する要因となることが指摘されている。とりわけ複数の精神障害に（たとえば，気分障害と境界性パーソナリティ障害）に罹患していると，薬物依存への罹患リスクは著しく高ま

るという。また，被虐待歴などの存在も薬物依存を促進する要因である。なお，Khantzian[4]は，薬物依存者の70%程度に他の精神障害の重複罹患が認められるが，その背景には誤った自己治療としての側面があると指摘している。

## Ⅳ　薬物依存に対する理想的な治療とは

　ここまで述べて来たことからわかるように，薬物依存の回復像もしくは寛解像は多様であって，「これでなくてはならない」といった理想的な状態はない。そのような事情を反映して，米国国立薬物乱用研究所が提示している，「薬物依存治療の原則」[4]のなかでも，薬物依存からの回復は多様であり，依存者の多様性に合わせた多様な治療のオプションを用意する必要があり，唯一絶対の理想的な治療法など存在しないことが明記されている。
　その意味では，わが国の精神科医療における薬物依存治療の現状は深刻に遅れている。わが国の精神科医療従事者は，薬物依存患者に対して忌避的な態度をとることが多く，中毒性精神病の治療こそするものの，より根本的な問題である薬物依存そのものに対しては，N.A.のような自助グループやDARC（Drug Addiction Rehabilitation Center）のような当事者による民間回復施設に丸投げしがちである。しかも，仮に患者がそうした提案を拒めば，自身の治療オプションの乏しさを棚上げし，「否認が強い」「底つき体験が足りない」と患者側の問題にすり替える傾向があるのだ。
　海外では，事情グループによる12ステッププログラムの他に，認知行動療法（Cognitive Behavioral Therapy: CBT）や動機付け面接などもさかんに試みられている。これらの治療の効果については，コカイン依存に対する治療効果が数多く研究されている。CBTは，コカイン依存に対し，従来の支持的なケースマネージメントに比べて半年後の治療転帰が良好であるが[1]，12ステッププログラムと比べると同程度の治療効果であるという[13]。ただし，プログラム参加中の断薬日数では12ステップが優れている一方で，治療終了後の再発の少なさではCBTが優れているという[6]。コカイン以外では，アンフェタミン依存に対しては，CBTによる外来治療は，治療共同体による入所治療に比べ，治療終了1年後の転帰がわずかに優れているが[3]，大麻

依存に対しては動機付け面接におよばないという[12]。

　このように，いくつかの物質の依存では，CBT の有効性が証明されているが，CBT を構成するさまざまなコンポーネント（セルフモニタリング，危険な状況の同定，渇望に対する対処法，問題解決訓練）のうち，いずれが有効に作用しているのかについては，はっきりしない点が多い。実際，CBT は，対人間および個人内における不快感への対処スキルの不足が物質依存の原因とする作業仮説にもとづいた治療法だが，CBT で改善した患者は，必ずしも新しい対処スキルの使用しているわけではなく，最も治療に貢献[5]した要因は治療者との関係性や頻回のコンタクトであったという指摘もある。

　海外における近年の趨勢としては，CBT は，他の治療法と組み合わせた，統合的治療プログラムとして提供されていることが多い。その代表が，米国西海岸を中心に広く行われている，統合的外来薬物依存治療プログラムである Matrix Model である[7]。

　Matrix Model は，16 週におよぶ週3回の認知行動療法志向的なグループセッションの他に，動機付け面接や個別面接による再発分析，薬物使用モニタリング，家族セッションから構成されている。その治療効果については，従来の外来治療，入院治療，12 ステッププログラムに比べて，治療離脱率が有意に低く，治療期間中の断薬率が有意に高いこと結果が明らかにされている[10]。しかしその一方で，治療期間修了後6カ月経過時点での転帰に関しては，Matrix Model と従来の治療とのあいで効果に差がないという[11]。

　このことは，完璧な物質依存治療など存在しないことを意味するのかもしれない。むしろ重要なのは，治療継続率が高く，実施中の薬物使用の少ないプログラムを提供し，プログラム終了後に再発した場合には再び追加セッションを行うことである。いいかえれば，いわば「慢性疾患」モデルにもとづく，ハームリダクションの理念（たとえ断薬に至らなくとも，少しでも薬物使用による心理社会的・医学的障害の提言を目指すという考え）こそが，今日における現実的な物質依存治療なのであろう。

## V　慢性疾患としての寛解像

　すでに述べたように，12ステッププログラムにおいて，薬物依存は「治癒しないが，回復できる病気」，慢性・進行性の病気と捉えられている。そこにおいて，薬物依存者はその宿命を甘受し，薬物を使い続けて死ぬか，完全に断つかという重い選択を迫られる。現実はここまで大仰な問題ではないのかもしれないが，もう少し日常的な水準で考えてみても，やはり薬物依存は慢性疾患として理解すべき問題だ。ちょうど高血圧や糖尿病と同じように。

　これら内科領域のありふれた慢性疾患には，二つの重要な特徴がある。一つは，どんなにすばらしい治療を受けても，その効果を「貯金」することはできない，という点だ。いかにすばらしい降圧剤や血糖降下剤によって血圧や血糖値がコントロールされたとしても，その治療薬の服用をやめれば，元の木阿弥となってしまう。もう一つは，失敗を繰り返しながら病気とのつきあい方を学んでいく，という点だ。降圧剤や血糖降下剤を1回服用し忘れたからといって，あるいは，食事療法で禁じられている物を口にしてしまったからといって，誰も「治療に失敗した」とはいわない。多くの者は，治療薬の服用を忘れて，あるいは，食事療法を守れずに，血圧や血糖値が上昇することを繰り返し体験するなかで，最終的には自分の病気を受け容れ，天寿を全うするのではなかろうか？

　薬物依存も同じで，その治療は「貯金」できず，失敗を繰り返しながら学んで行くという特徴を備えている。降圧剤や血糖降下剤を飲み忘れるのと同じように，薬物依存者も再発する。われわれが肝に銘じておくべきなのは，回復者の多くが援助につながってからの再発のなかで，本当の「底つき体験」をしたと述べていることだ。家族から見捨てられたり，住む場所も食事する金を失ったりする体験は，援助を求めるきっかけにはなるが，「自分が薬物依存という，援助が必要な病気に罹っていること」を痛感したのは，「あいつらよりはマシだろう」と考えていた仲間の中で失敗を繰り返すことによってであったというのである。

　その意味で，援助者は薬物依存者の再発にいちいち目くじらを立てるべき

ではなく，再使用したことよりも，治療からの離脱を危惧するべきなのだ。薬物依存治療プログラムの目的は，安全な枠組みの中で失敗を繰り返しつつ，「自分ひとりではやめられない」という感覚を持ち続けられる状況を作ることにある。こうした援助のなかで得られた寛解状態に対して，薬物依存者自身が何らかの肯定的な意義を主体的に見いだしたとき，それは彼らなりの回復を実現したといえるはずだ。

**文　献**

1. Carroll, K.M.: A cognitive-behavioral approach: treating cocaine addiction. National Institute on Drug Abuse, NIH Publication Number 98-4308, 1998
2. Emmelkamp, P.M.G., Vedel, E.: Evidence-Based Treatment for Alcohol and Drug Abuse: A Practitioner's Guide to Theory, Methods, and Practice. Routledge, New York, 2006（小林桜児，松本俊彦役訳「アルコール・薬物依存臨床ガイド――エビデンスにもとづく理論と治療」金剛出版，東京，2010）
3. Hawkins, J., Catalano, R., Gillmore, M., et al.: Skills training for drug abusers: Generalization, maintenance and effects on drug use. Journal of Consulting and Clinical Psychology 57; 559-563, 1989
4. Khantzian, E.K.: Self-regulation and self-medication factors in alcoholism and the addictions: Similarities and differences. In M Galanter (Ed) Recent Developments in Alcoholism, pp.251-277, Plenum, New York, 1990
5. Litt, M.D., Kadden, R.M., Cooney, N.L., et al.: Coping skills and treatment outcomes in cognitive-behavioral and interactional group therapy for alcoholism. Journal of Consulting and Clinical Psychology 71; 118-128, 2003
6. MaKay, J.R., Alterman, A.I., Cacciola, J.S., et al.: Group counseling versus individualized relapse prevention aftercare following intensive outpatient treatment for cocaine dependence: Initial results. Journal of Consulting and Clinical Psychology 65; 778-788, 1997
7. Matrix institute: http://www.matrixinstitute.org/index.html
8. National Institute of Drug Abuse (NIDA): http://www.drugabuse.gov/PODAT/PODAT1.html
9. 奥平謙一，永野　潔，斎藤　惇，ほか：覚醒剤乱用者と有機溶剤乱用者の予後．日本アルコール薬物医学会誌 22; 234-239, 1987
10. Rawson, R.A., Marinelli-Casy, P., Anglin, M.D., et al.: A multi-site comparison of psychosocial approaches for the treatment of methamphetamine dependence. Addiction 99; 708-717, 2004
11. Rawson, R.A., Obert, J.L., McCann, M.J., et al.: Cocaine treatment outcome: Cocaine

use following inpatient, outpatient, and no treatment. In: Harris, L.S., eds. Problems of Drug Dependence, 1986: Proceedings of the 47th Annual Scientific Meeting, the Committee on Problems of Drug Dependence. NIDA Research Monograph Series, Number 67. DHHS Pub. No. (ADM) 86-1448, pp.271-277, NIDA, Rockville, 1986
12. Stephans, R.S., Roffman, R.A., Simpson, E.E.: Treating adult marijuana dependence: A test of the relapse prevention model. Journal of Consulting and Clinical Psychology 62; 92-99, 1994
13. Wells, E.A., Peterson, P.L., Gainey, R.R., et al.: Output treatment for cocaine abuse: a controlled comparison of relapse prevention and twelve—step approaches. Am. J. Drug. Alcohol. Abuse. 20; 1-17, 1994

# 第7章
# 薬物をやめる薬物は存在するか？
—— 薬物渇望に対する薬物療法 ——

## I　渇望——強迫と衝動の背景にあるもの

　アルコール・薬物依存患者は，何度となく「これが最後の一杯（もしくは一発）」と自らに誓いながら，飽くことなく物質摂取を繰り返す。あるいは，仕事や家族を失い，自分の足でトイレに立つことすらできなくなっても飲酒をやめない。彼らはうなだれてこう呟く。「飲んではいけないとはわかっているが，やめられない」。まさしく強迫的である。
　一方，彼らの物質摂取行動は，周囲の予想を裏切って唐突に出現することもある。入院後の数日間静かに過ごしていた患者が，ある日突然，鬼のような形相に豹変し，病棟から姿を消す。まもなく警察から，院外のコンビニエンスストア店内でその患者が支払いをすませていないアルコール飲料を飲み干したという連絡が入る。彼は首を振りながらこう弁明する。「ずっと我慢していたが，どうにも自分を抑えられなくなった。気がついたら酒が口の中に入っていた」。この蛮行は衝動的と形容するにふさわしい。
　彼らは強迫的なのか，それとも衝動的なのか，あるいは，その両方なのか？
　アルコール・薬物依存ほど，この二つの言葉を使い分けることの難しさを思い知らされる病態もない。われわれは，患者の行動が動機不明のまま反復されているように見えるとき，それを「強迫」と名づけ，他方で，自分たちが予期せぬ突発的事態であると感じれば，「衝動」と呼ぶ。そのいずれにも，援助者がその行動を了解したり，予測したりすることができないという意味での，ある種の共通した「得体の知れなさ」がある。
　実は，この「得体の知れなさ」は「渇望 craving」という現象に由来している。物質に対する渇望が，彼らをして了解困難な薬物探索行動へと向かわ

せ，彼らを突き動かして予期せぬ行動をとらせる。それは，必ずしも彼らの性格が歪んでいるからでもなければ，衝動制御能力が乏しいからでもない。すべて強烈な渇望ゆえのことなのである。

渇望という作業仮説を手に入れることで，われわれは，叱責や取り締まりの対象ではなく，治療・援助の対象として物質依存者と向き合う気持ちになることができる。渇望を生物学的視点から研究することで，薬物療法の可能性も見えてくるであろう。たとえば，アルコール依存者では飲酒によって内因性オピオイドであるβ-エンドルフィン血中濃度が高まるが，内因性オピオイドに拮抗作用を持つナルトレキソン naltrexone を投与すると，飲酒量が少なくなるだけでなく，主観的な渇望も低下する[29]。ここに可能性がある。

そこで本章では，物質依存に対する薬物療法について海外の知見を紹介するとともに，わが国における薬物療法の可能性について私見を述べさせていただきたい。

## II 物質依存に対する薬物療法のフロントライン

物質依存に対する薬物療法の方向性には，大別して二つの考え方がある。一つは，物質摂取により本来体験できる快感を除去することで，学習された物質摂取行動を消去する薬物療法であり，もう一つは，物質に対する渇望自体を抑制することで物質摂取の必要性を減じる薬物療法である。一般に，物質摂取がもたらす快感を除去するだけの治療薬は患者側のコンプライアンスに問題が生じたり，治療へのアドヒアランスが低下したりしやすい。したがって，十分な治療効果を得るためには，渇望自体を抑制する治療薬（抗渇望薬 anti-carving drug）を併用することが必要となる。

海外では，オピエート，アルコール，ニコチン，コカインの依存に対する治療薬に関して多数の知見がある。以下に，その代表的な薬剤について簡単に紹介したい。

### 1．メサドン methadone

ヘロイン依存の治療ですでに60年以上の歴史を持つ薬剤である。ヘロイ

ンと交差耐性を持つ合成麻薬であり，μ-オピオイド受容体の完全アゴニストであるとともに，NMDA（N-methyl-D-aspartate）受容体に結合し，グルタミン酸に対するアンタゴニストとしての作用も持つ。したがって，メサドン摂取により，ヘロインの離脱症状を緩和するだけでなく，ヘロイン使用時の多幸感を抑制する効果がある。

　当初，この薬物はヘロイン依存患者の解毒に際して置換・漸減療法のために用いられてきたが，近年では置換療法を発展させた治療方法として，ヘロイン使用に関連した犯罪防止や患者の社会参加を高めることを目的として，長期間投与するメサドン維持療法も行われている。経口摂取による維持療法は，ヘロイン依存問題が深刻な欧州においては，注射器による肝炎やHIVへの感染予防という点でも一定の意義を持つ[16]。このような対策の基礎には，ヘロイン依存を長年のオピエート使用による神経適応の結果として生じた，内因性オピオイドの慢性的欠乏状態と捉え，甲状腺機能低下症患者に甲状腺末を投与するのと同じ医学モデルがある[27]。なお，長期間におよぶメサドン維持療法の安全性は確立されているという[17]。

## 2．ブプレノルフィン buprenorphine

　ブプレノルフィンは，オピオイド系薬物の一種であり，米国では2001年にヘロイン依存の治療薬として高用量錠剤が 米国食品医薬局（Food and Drug Administration; FDA）の認可を受け，現在はその用途が主となっている。ブプレノルフィンは，μ-オピオイド受容体に対して部分アゴニストとして働くことでヘロイン依存患者の渇望を抑制する。しかしその一方で，ブプレノルフィンのオピオイド受容体に対する結合力は，アンタゴニストであるナルトレキソンに匹敵するほど強いことから，高容量投与した場合には離脱症状を引き起こす可能性がある[14]。

## 3．ナルトレキソン naltrexone

　ナルトレキソンは，オピオイド受容体の完全アンタゴニストであり，アルコール依存やヘロイン依存の治療に用いられる薬剤である[31]。同様の作用を持つ薬剤としてナロキソン naloxone があるが，ナルトレキソンはナロキソ

ンに比べて作用時間が長いのが特徴である。

### a．ヘロイン依存に対する治療効果

ナルトレキソンは，ヘロイン依存患者の解毒に用いられてきたが，近年，ヘロイン依存治療におけるナルトレキソンの意義はかなり限定的なものとなっている[27]。というのも，ナルトレキソンを用いたヘロイン依存治療を行った場合，患者の治療中断率が高いからである。その理由としては，後述するジスルフィラム disulfiram（抗酒剤）を用いたアルコール依存治療と同様，ナルトレキソンは，ヘロイン使用時の多幸感を除去することで一時的には使用頻度を減少させるが，渇望自体を低減させる効果がないため，長期的には治療が苦痛になってしまうからである。ナルトレキソンによるヘロイン依存の維持療法においては，他の心理社会的介入を併用しなければ，十分な治療効果は望めない。

### b．アルコール依存に対する治療効果

実は，ナルトレキソンが有効なのは何よりもアルコール依存に対してである。事実，多くのランダム化対照試験が，ナルトレキソンの投与により飲酒頻度や再飲酒時の重症度を低減できたことを報告しており，その効果は，心理療法を併用しない場合でも十分なものであったという[22,28]。また，ナルトレキソンは，飲酒欲求を刺激する引き金に遭遇した際の渇望も低減する[26]。

ただし，ナルトレキソンの効果には遺伝的要因によって異なる可能性が推測されている。飲酒による $\beta$ -エンドルフィン反応は，アルコール依存の家族歴を持つ者で顕著であるが，ナルトレキソンによる $\beta$ -エンドルフィン反応阻害効果についても，アルコール依存症家族歴を持つ者でより著明であるという報告がある[34]。また， $\kappa$ -オピオイド受容体と $\delta$ -オピオイド受容体の遺伝子多型による効果の違いもわかっている[13]。

### c．タバコ依存に対する治療効果

ナルトレキソンはタバコ依存に対しても有効である。ナルトレキソン投与による禁煙成功率は，男性ではナルトレキソン非投与時に比べて有意な変化はなかったものの，女性では50%もの禁煙率の上昇が認められたという報告がある[21]。

### d．その他の嗜癖行動に対する治療効果

自殺以外の意図にもとづく故意の自傷行為においては，自傷直後に $\beta$ -エンドルフィンの血中濃度の上昇が認められるが，そのような習慣性自傷行為を繰り返す者にナルトレキソンを投与した場合，一時的には自傷行為の頻度が減少することが明らかにされている[7]。ただ，その効果はあまり長くは続かず，再発率が高いという[10]。自傷行為の他にも，窃盗癖（kleptomania）や抜毛症，過食，病的ギャンブリングに対する短期的な効果も指摘されているが，長期的効果や効果発現のメカニズムについてはいまだ不明な点が多い[12]。

## 4．アカンプロセート acamprosate

アカンプロセートは，アルコール依存の治療に用いられる薬剤であり，欧州では1989年に使用が承認されていたが，2004年になってようやくFDAの承認が得られ，米国でも使用が可能となった。

アカンプロセートには，GABA（$\gamma$-アミノ酪酸）受容体を活性化するとともに，NMDA受容体を遮断し，アルコール依存患者の脳内における化学的不均衡を安定化させる作用があると推測されている[38]。アルコールにはNMDA受容体の活性を阻害する作用があり，こうした状況がNMDA受容体の増加（up regulation）をもたらすが，断酒という事態に遭遇すると，反動でNMDA受容体の過剰な状態となり，グルタミン酸の大量分泌を生じてしまい，振戦せん妄をはじめとするさまざまな離脱症状が発現するといわれている。アカンプロセートには，この場合のグルタミン酸の分泌を抑制する作用があり，これにより内因性オピオイド反応を阻害するという[38]。その意味では，アカンプロセートの効果はナルトレキソンと類似しているが，ナルトレキソンと異なり，その効果は間接的なものである。

なお，こうした作用機序の違いから，アカンプロセートとナルトレキソンとを併用することで効果増強が得られるという指摘もある[20]。また，アカンプロセートには，中枢神経系を保護する効果もあるという[9]。

## 5．ジスルフィラム disulfiram
### a．アルコール依存に対する治療効果

　ジスルフィラムは，アルコール依存の治療に広く用いられてきた。正常時，体内に摂取されたアルコールは，肝臓でアルコール脱水素酵素によってアセトアルデヒドへと変化し，さらにアセトアルデヒド脱水素酵素によって人体に無害な酢酸へと変換されるが，ジスルフィラムは，アセトアルデヒド脱水素酵素の働きを阻害することで，血中のアセトアルデヒド濃度を 5 ～ 10 倍にまで高め，皮膚紅潮，頭痛，嘔気，嘔吐，呼吸促迫などの不快な身体症状をもたらす。

　ジスルフィラムによるアルコール依存に対する治療効果は，すでに大規模なランダム化対照試験によって否定されている[1]。ジスルフィラムには，飲酒時に嫌悪刺激となる身体状況を引き起こすことで飲酒行動を抑制する作用がある一方，渇望そのものを低減する効果はない。このため，服用中止や治療アドヒアランスの低下を招く可能性がある。とはいえ，服用をモニタリングできる環境があれば，有用な薬剤ではある。

### b．コカイン依存に対する治療効果

　近年，ジスルフィラムは，アルコール依存に対する治療薬としてよりも，コカイン依存に対する治療薬としての効果が見直されている。Carroll らの研究[6]では，ジスルフィラムはコカイン依存患者の再使用率を有意に低減させることが明らかにされたが，この効果は，患者にアルコール乱用・依存が併存しているか否かに関係ないどころか，アルコール依存・乱用を併存していない者で目立った。このような治療効果は，ジスルフィラムがドパミン β 脱水素酵素を阻害することでコカインの血中濃度を高め，ちょうどアルコール依存に対する場合と同じように，コカイン過量摂取時に見られる不快な知覚過敏症状を引き起こすことによるのではないかと推測されている[35]。

## 6．トピラメート topiramate

　トピラメート（トピナ®）は，抗てんかん薬として国内でも発売されており，とりわけ小児に見られるレノックス＝ガストー Lennox-Gastaut 症候群に使用されている。また海外では，偏頭痛の治療薬としても用いられている。

一時，トピラメートは双極性障害に対する気分安定化薬として用いられた時期もあったが，現在では有効性が否定されている[3,36]。

一方，アルコール依存に関しては，アルコール依存症患者を対象とするプラセボ対照試験において，トピラメート服用群では大量飲酒日，飲酒量，さらには飲酒による欠勤日数が有意に少なかったことが報告されている[15,16]。また，トピラメートの副作用を利用して，むちゃ食い障害による肥満の治療にも用いられることがある[32]。最近では，コカイン依存[19]，外傷後ストレス障害や強迫性障害への効果が研究されている[4,16]。

トピラメートの作用機序については不明な点が多い。現段階では，電位依存性ナトリウム・チャンネルの阻害作用，ならびに，GABA系の機能増強作用といった機序が推測されているにとどまっている[27]。副作用として，重炭酸イオンの減少による代謝性アシドーシス，食指不振，緑内障，乏汗症による過高熱などが知られている。

## 7．オンダンステロン ondansetron

オンダンステロンは，がんに対する化学療法に伴う嘔気・嘔吐に対する制吐剤として用いられている薬剤である。セロトニン 5-$HT_3$ 受容体のアンタゴニストであり，延髄の嘔吐中枢の化学受容体を遮断することで制吐作用を発現する。オンダンステロンが若年発症の反社会的行動を伴うアルコール依存に対して有効であるという報告があり[30]，現時点ではその機序は不明ではあるものの，今後，さまざまな精神医学的問題への応用が期待されている。

## 8．ブプロピオン bupropion

ブプロピオンは，当初，ノルアドレナリンおよびドパミン再取り込み阻害薬として作用する抗うつ薬として発売されたが，ニコチン受容体に対する拮抗作用があることがわかり，後に禁煙補助剤としても用いられるようになった[33]。現在，ブプロピオンの徐放性製剤は，ニコチン置換薬以外で初めての禁煙補助剤として，米国におけるタバコ依存治療の第一選択薬の一つに挙げられている。

## 9. モダフィニール modafinil

　モダフィニールはナルコレプシーの治療薬であり，海外では睡眠時無呼吸症候群の治療に用いられている薬剤である。コカイン依存患者を対象としたプラセボ対照試験において，モダフィニールがコカイン依存の治療に有効であったとする報告がある[8]。モダフィニールは，グルタミン酸系を賦活化しGABAを抑制する働きがあり，コカインに対する渇望を低減しながらも，陶酔感や多幸感を引き起こさない。また，コカイン再使用時には，コカインによる陶酔感や多幸感を抑える効果もあるという。

## 10. バクロフェン baclofen

　バクロフェンは，GABAB受容体のアゴニストであり，痙性麻痺や悪性症候群，悪性過高熱の治療に用いられる薬剤である。また，アルコール依存患者の解毒治療において用いた場合，ジアゼパム diazepam と同等の離脱症状抑止効果がある[1]。近年，アルコール依存やコカイン依存の治療にバクロフェンが有効であるという報告がなされている[2]。

## 11. リモナバント rimonabant

　リモナバントは，内因性カンナビノイド受容体の一つであるCB-1受容体のアンタゴニストであり，大麻使用に際しての多幸感を抑制する作用がある。ランダム化対照試験により，タバコ依存に対する効果が確認されており[5]，また，飲酒量の低減やコカイン，ヘロインの使用量を減少させる効果についても報告がある[24]。

## 12. バレニクリン varenicline

　バレニクリン（チャンピックス®）とは，世界初のニコチン受容体の部分アゴニストであり，従来型の禁煙補助剤であるニコチン置換薬（ニコチンガム，ニコチンパッチ）やブプロピオンとは，まったく薬理学的機序の異なる禁煙補助薬である。わが国でも，折からの「禁煙ブーム」の流れに乗って大きな話題となっている。

　禁煙に対する効果は，$\alpha_4\beta_2$ニコチン受容体の部分アゴニストとして作用

することによって発現する．すなわち，ニコチン受容体を軽く刺激することで少量のドパミンを放出させ，禁煙に伴う離脱症状やタバコに対する欲求を軽減する一方で，ニコチンのニコチン受容体への結合を妨げることで，その作用を弱める効果もあるという．また，ニコチンによるドパミン放出を抑制し，喫煙による満足感を得られにくくする[18]．

### 13. 抗精神病薬

　非定型抗精神病薬に関してもアルコールやコカインの摂取量低減効果が報告されているが，服用による日常生活の障害が大きく，服薬コンプライアンスや治療アドヒアランスに問題があることが指摘されている．なお，服用時の違和感が比較的少ないアリピプラゾール aripiprazole（エビリファイ®）については，ヘビースモーカーの喫煙量を低減したという報告がある[23]．

## Ⅲ　わが国における薬物療法の可能性と課題

　これまで見てきたように，欧米では物質依存に対する薬物療法の飽くなき挑戦が行われている．それに比べると，わが国の状況はきわめてお寒いものといわざるをえない．わが国の物質依存臨床では，アルコール依存治療におけるジスルフィラムやシアナマイドといった抗酒剤くらいしかなく，厳密に抗渇望薬といえるものはない．ときに覚せい剤依存治療において抗渇望効果を期待して抗精神病薬が投与されることもあるが，その効果ははなはだ怪しい．なるほど抗精神病薬には覚せい剤再使用時の多幸感を抑える効果はあるだろうが，逆にそのことが患者の服薬コンプライアンスや治療アドヒアランスを低下させている場合もある．また，なかには，抗精神病薬の鎮静効果がもたらす倦怠感や意欲低下が覚せい剤に対する渇望を刺激しているように見える場合もある．

　わが国で物質依存に対する薬物療法が発展しない理由の一つとして，医療関係者のあいだに広がる，物質依存に対する苦手意識や忌避的感情は無視できない．しかしその一方で，薬物療法という選択肢を欠いているがゆえに，医療関係者が——特に精神科医——物質依存に対する自己効力感が高まらず，

苦手意識が払拭できないでいる可能性がある。事実，バレニクリンを代表とするさまざまな禁煙補助剤が上市（じょうし）されるのに伴い，多くの医療機関で禁煙外来が開設されるようになっている。その意味では，わが国の物質依存の専門家は，有効な薬物療法を模索することにもっと努力する必要があるのかもしれない。

もっとも，わが国でもアカンプロセートについては，すでにPhase IIIの臨床治験を終了しており，近い将来，アルコール依存臨床に導入されることが期待されている。しかしその一方で，わが国の薬物依存臨床において60年ものあいだ中心的な問題であった覚せい剤依存については，いまもって新しい薬物療法の決め手がない状況である。

まずは，すでに別の適用病名での国内での使用が認められている薬剤のなかから，海外の研究において有効性が報告されているものを検証する必要がある。たとえば，コカイン依存に対する有効性が報告されているジスルフィラムが，同じ中枢刺激薬である覚せい剤依存にも有効なのかどうか，という点には，この領域の専門家であれば，誰もが関心があるだろう。

また，すでに抗てんかん薬として国内でも販売されているトピラメートが，覚せい剤依存に対する抗渇望薬となり得るのか，さらには，摂食障害や習慣性自傷などの嗜癖行動に対して有効なのか，といった点も気になるところである。同じ理由から，バクロフェンの物質依存に対する有効性も検討されるべきかもしれない。

さらに，基礎研究の方向性としては，リモナバントのような内因性カンナビノイド系に関与する薬剤の開発が期待される。これまでの内因性オピオイド系を中心に発展してきた抗渇望薬の開発に，新しい視点を持ち込む可能性がある。

## おわりに

物質依存に対する薬物療法に対しては，かねてよりアルコホリクス・アノニマス Alcoholics Anonymous（A.A.）のように自助グループ活動を通じてスピリチュアルな回復を目指す立場からは批判もないわけではなかった。よ

くあるタイプの批判は,「薬物の問題は薬物では解決できない」[27]というものである。確かにアルコールをベンゾジアゼピンで置き換えた結果,今度はベンゾジアゼピン依存となるような薬物療法では何の解決にもならない。実際,物質依存に対する薬物療法の歴史をふりかえれば,アルコール依存治療のために阿片チンキを用いるといった,いまから考えれば,信じがたい薬物療法が死屍累々と連なってはいる。実際,A.A.の創始者ビルが「飲まない生き方」を決意するきっかけとなったといわれている,伝説の宗教的体験でさえも,実は,当時の主治医が彼に酒をやめさせるために処方したLSDの薬理効果がもたらしたものであったといわれている[37]。

　さまざまな批判がありながらも,多くの実証的研究は,少なくとも補助的治療としての薬物療法の有用性は認めている。実際,米国国立薬物乱用研究所（National Institute on Drug Abuse ; NIDA）が掲げている「薬物依存治療の原則」[26]でも,「薬物療法は,カウンセリングや他の行動療法とともに提供された場合には,治療の重要な一部となる」と明記されている。このことは,薬物の問題を「絶対に薬物を使わずに」解決しようとするのは,「薬物だけで」解決しようとするのと同じくらい愚かしいことを意味している。

　わが国においても,すでにダルク（Drug Addiction Rehabilitation Center ; DARC）などの民間回復施設の精力的な活動,あるいは,認知行動療法プログラムの広がり[25]といった展開が見られているが,将来,薬物療法が進歩することによって,物質依存者に対する援助はいっそう包括的,総合的なものとなっていくはずである。

## 文　献

1. Addolorato, G., Leggio, L., Abenavoli, L., et al.: Baclofen in the treatment of alcohol withdrawal syndrome: a comparative study vs. diazepam. Am. J. Med., 119; 276, e13-e18, 2006
2. Addolorato, G., Leggio, L., Ferrulli, A., et al.: Effectiveness and safety of baclofen for maintenance of alcohol abstinence in alcohol-dependent patients with liver cirrhosis: randomised, double-blind controlled study. Lancet 370 (9603) ; 1915-1922, 2007
3. Arnone, D.: Review of the use of Topiramate for treatment of psychiatric disorders. Annal. Gen. Psychiatry 4; 5, 2005
4. Berlant, J., van Kammen, D.P.: Open-label topiramate as primary or adjunctive

therapy in chronic civilian posttraumatic stress disorder: a preliminary report. J. Clin. Psychiatry 63; 15-20, 2000
5. Cahill, K., Ussher, M.: Cannabinoid type 1 receptor antagonists (rimonabant) for smoking cessation. Cochrane database of systematic reviews (Online) (4) ; CD005353, 2007
6. Carroll, K.M., Fenton, L.R., Ball, S.A., et al.: Efficacy of disulfiram and cognitive behavior therapy in cocaine-dependent outpatients: a randomized placebo-controlled trial. Ach. Gen. Psychiatry 61; 264-272, 2004
7. Coid, J., Allolio, B., Rees, L.H.: Raised plasma metenkephalin in patients who habitually mutilate themselves. Lancet Sep 3; 2: 545-546, 1983
8. Dackis, C. A., Kampman, K. M., Lynch, K. G., et al.: A double-blind, placebo-controlled trial of modafinil for cocaine dependence. Neuropsychopharmacology 30; 205-211, 2005
9. De Witte, P., Littleton, J, Parot, P., et al.: Neuroprotective and abstinence-promoting effects of acamprosate: elucidating the mechanism of action. CNS drugs 19; 517-537, 2005
10. Favazza, A.R.: Bodies under Siege: Self-mutilation and Body Modification in Culture and Psychiatry, second edition. The Johns Hopkins University Press, Baltimore, 1996 （松本俊彦監訳：自傷の文化精神医学——包囲された身体．金剛出版，2009）
11. Fuller, R.K., Branchey, L., Brightwell, D.R., et al.: Disulfiram treatment of alcoholism: a Veterans Administration Cooperative Study. JAMA 254; 1449-1455, 1986
12. Grant, J.E., Kim, S.W., Odlaug, B.L.: A Double-Blind, Placebo-Controlled Study of the Opiate Antagonist, Naltrexone, in the Treatment of Kleptomania. Biological Psychiatry 65; 600-606, 2009
13. Higuchi, S. Matsushita, S., Muramatsu, T., et al.: Alcohol and aldehyde dehydrogenase genotypes and drinking behavior in Japanese. Alcohol Clin. Exp. Res. 20; 493-497, 1996
14. Huang, P., Kehner, G.B., Cowan, A., et al.: Comparison of pharmacological activities of buprenorphine and norbuprenorphine: norbuprenorphine is a potent opioid agonist. J. Pharmacol. Exp. Ther. 297; 688-695, 2001
15. Johnson, B.A., Ait-Daoud, N., Bowden, C., et al.: Oral topiramate for treatment of alcohol dependence: a randomised controlled trial. The Lancet 361; 1677-1685, 2003
16. Johnson, B. A., Rosenthal, N., Capece, J. A., et al.: Topiramate for treating alcohol dependence: a randomized controlled trial. JAMA 298; 1641-1651, 2007
17. Joseph, H., Stancliff, S., Langrod, J.: Methadone maintenance treatment (MMT) : a review of historical and clinical issues. Mt. Sinai J. Med. 67; 347-364, 2000
18. Jorenby, D.E., Hays, J.T., Rigotti, N.A., et al.: Efficacy of varenicline, an alpha4beta2 nicotinic acetylcholine receptor partial agonist, vs. placebo or sustained-release

bupropion for smoking cessation: a randomized controlled trial. JAMA 296; 56-63, 2006
19. Kampman, K.M., Pettinati, H., Lynch, K.G., et al.: A pilot trial of topiramate for the treatment of cocaine dependence. Drug. Alcohol. Depend. 75; 233-240, 2004
20. Kiefer, F., Jahn, H., Tarnaske, T., et al.: Comparing and combining naltrexone and acamprosate in relapse prevention of alcoholism: a double blind, placebo-controlled study. Arch. Gen. Psychiatry 60; 92-99, 2003
21. King, A., de Wit, H., Riley, R.C., et al.: Efficacy of naltrexone in smoking cessation: A preliminary study and an examination of sex differences. Nicotine & Tobacco Research 8; 671-82, 2006
22. Latt, N.C., Jurd, S., Houseman, J., et al.: Naltrexone in alcohol dependence: a randomised controlled trial of effectiveness in a standard clinical setting. Med. J. Aust. 176; 530-534, 2002
23. Liu, Y., Sun, H.Q., Bao, Y.P., et al.: Subjective, cognitive/psychomotor, and physiological effects of aripiprazole in Chinese light and heavy smokers. Drug. Alcohol. Depend. 101; 42-52, 2009
24. Maldonado, R., Valverde, O., Berrendero, F.: Involvement of the endocannabinoid system in drug addiction. Trends. Neurosci. 29; 225-232, 2006
25. 松本俊彦：マトリックスモデルとは何か？ 治療プログラムの可能性と限界．龍谷大学矯正・保護研究センター編龍谷大学矯正・保護研究センター研究年報 No. 7. pp.63-75, 龍谷大学矯正・保護研究センター, 京都, 2010
26. National Institute on Drug Abuse: http: Principles of drug addiction treatment: a research based guide. //drugabuse.gov/PODAT/Principles.html
27. O'Brien, C.P.: Anticraving medications for relapse prevention: a possible new class of psychoactive medications. Am. J. Psychiatry 162; 1423-1431, 2005
28. Power, R., Roske, I., Rottmann, M., et al.: Magnus barelegs' expeditions to the west. The Scottish Historical Review 65; 107-132, 1986
29. Rohsenow, D.I., Colby, S.M., Monti, P.M, et al.: Predictors of compliance with naltrexone among alcoholics. Alcohol. Clin. Exp. Res. 24; 1542-1549, 2000
30. Sellers, E.M., Toneatto, T., Romach, M.K., et al.: Clinical efficacy of the 5-HT3 antagonist ondansetron in alcohol abuse and dependence. Alcohol. Clin. Exp. Res. 18; 879-885, 1994
31. Shader, R.I.: Antagonists, Inverse Agonists, and Protagonists. J. Clin. Psychopharmacology 23; 321-322, 2003
32. Shapira, N.A., Goldsmith, T.D., McElroy, S.L.: Treatment of binge-eating disorder with topiramate: a clinical case series. J. Clin. Psychiatry 61; 368-372, 2000
33. Tonnesen, P., Tonstad, S., Hjalmarson, A., et al.: A multicentre, randomized, double-blind, placebo-controlled, 1-year study of bupropion SR for smoking cessation. J.

Intern. Med. 254; 184-192, 2003
34. Tsuang, M.T., Lyon, M.J., Eisen, S.A., et al.: Genetic influences on DSM-Ⅲ-R drug abuse and dependence: a study 3,372 twin pairs. Am. J. Med. Genet. 67; 473-477, 1996
35. Vaccari, A., Saba, P.L., Ruiu, S., et al.: Disulfiram and diethyldithiocarbamate intoxication affects the storage and release of strial dopamine. Toxicol. Appl. Pharmacol, 139; 102-108, 1996
36. Vasudev, K., Macritchie. K., Geddes, J., et al.: Topiramate for acute affective episodes in bipolar disorder. Cochrane Database of Systematic Reviews CD003384, 2006
37. White, W.L.: Slaying the Dragon: The History of Addiction Treatment and Recovery in America. Chestnut Health Systems, Bloomington, 1998
38. Williams, S.H.: Medications for treating alcohol dependence. Am. Fam. Physician 72; 1775-1780, 2005

# 第8章
# 思春期における薬物乱用
―― 薬物乱用の危険因子と保護的因子 ――

## I　薬物乱用が思春期にもたらすもの

　思春期における薬物乱用は，その子どもの人生にさまざまな有害な影響をおよぼす[14]。それは学業成績の不振や学校中退を引き起こし，子どもたちに早すぎる就労を促して，結果的に早すぎる失業まで体験させることとなる。酩酊状態での無謀な運転やさまざまな粗暴行為のため，繰り返し司法的対応を受けるようになる者も少なくない。そうした生活のなかで，反社会的な集団との接触が増え，他方で家族との絆が弛み，保守的な地域社会との交流も失われていく。薬物乱用は逸脱的で危険な性行動をも促し，予期しない妊娠や早すぎる結婚――さらには，早すぎる離婚――を招くこともある。

　こうした現象は何も法律で規制されている薬物に限った話ではない。成人であれば「合法」とされているアルコールであっても，思春期の子どもにとっては十分な有害な「薬物」である。たとえば，18歳の時点におけるアルコール乱用の存在は，成人後の暴力犯罪を予測する強力な危険因子であり[12]，アルコールの摂取頻度・摂取量の多さは非行少年の再犯率と正の相関関係にあることが明らかにされている[22]。

　薬物乱用は自己破壊的な行動とも関連している。思春期の子どもにおける機会的な飲酒・喫煙といった，多くの者が経験する程度の物質使用であっても，リストカットなどの自傷行為の経験と密接に関連していることが明らかにされている[23]。また，薬物乱用は，孤独感やうつ状態を悪化させ，自傷行為や自殺行動を促進してしまう可能性がある[27]。

　このように，薬物乱用が思春期の子どもに与える影響は広範にわたっている。思春期の薬物乱用に対する対策は，子どもたちの自殺予防，さらには社会安全の観点からも，重要なメンタルヘルス課題である。

表1 少年鑑別所被収容者における薬物乱用の現状（文献7：松本ほか，2009より引用）

| 薬物種類別の生涯使用経験率（複数選択可） | | | 最頻使用薬物（1つだけ選択）の種類 | | |
| --- | --- | --- | --- | --- | --- |
| 薬物名 | 人数 | 百分率 | 薬物名 | 人数 | 百分率 |
| トルエン | 24 | 40.7% | トルエン | 11 | 18.6% |
| ブタンガス | 16 | 27.1% | ブタンガス | 5 | 8.5% |
| 覚せい剤 | 20 | 33.9% | 覚せい剤 | 12 | 20.3% |
| MDMA | 14 | 23.7% | MDMA | 22 | 37.3% |
| 大麻 | 40 | 67.8% | 大麻 | 4 | 6.8% |
| ケタミン | 14 | 23.7% | ケタミン | 0 | 0.0% |
| LSD | 3 | 5.1% | LSD | 0 | 0.0% |
| ヘロイン | 0 | 0.0% | ヘロイン | 0 | 0.0% |
| マジックマッシュルーム | 0 | 0.0% | マジックマッシュルーム | 0 | 0.0% |
| 5-Meo-DIMP/MIPT | 1 | 1.7% | 5-Meo-DIMP/MIPT | 0 | 0.0% |
| その他 | 9 | 15.3% | その他（アルコール） | 5 | 8.5% |

## II 思春期における薬物乱用の現状

　和田ら[32]が経年的に継続している全国調査によれば，わが国の中学生における有機溶剤・大麻・覚せい剤のいずれかの生涯経験率は，1998年には1.8%であったが，2008年には1.0%と減少傾向にある。しかし，薬物の種類ごとに見るといくつかの変化が見られる可能性がある。筆者が少年鑑別所で行った調査[24]でも，思春期の被収容者の約6%に心理社会的介入を要する薬物乱用が認められたが，そのうち生涯経験率が最多の薬物は大麻であり，最も使用頻度が高い薬物として挙げられていたのはMDMAであることが明らかにされている（表1）。

　これらの結果は，最近の思春期における薬物乱用状況の特徴を如実に示している。おそらくかつて「入門的薬物 gateway drug」[31]と呼ばれた有機溶剤の地位は，今日，大麻に取って代わられ，MDMAやケタミンといった新しいタイプの薬物が登場したとともに，薬物乱用者の「多剤乱用」化が進ん

でいる可能性がある。

　なお，見落とされやすい乱用「薬物」としてアルコールを忘れてはならない。筆者の少年鑑別所や少年院での臨床経験にもとづいていえば，矯正施設に入所している思春期の子どもたちのあいだで，最も深刻なのは薬物ではなくアルコールの乱用である。アルコールを含めれば，ほとんどの思春期の薬物乱用者が多剤乱用者であると理解すべきであろう。

## III　薬物乱用の危険因子と保護的因子

### 1．薬物乱用の危険因子

　表2は，これまでの研究で同定されている，思春期における薬物乱用に関する危険因子を示したものである[9]。表からも明らかなように，危険因子は，社会的要因から個人的／対人関係的要因まで，実に多岐にわたっている。

　以下に主な危険因子について説明を補足しておきたい。

#### a．社会的要因

　薬物の入手しやすさや販売・使用に関する規制の有無が関係している。また，経済的な貧困であること，他の地域からの転入者が多く，過密な居住環境にあること，そして，住民同士の絆に乏しい地域社会も子どもを薬物へと向かわせる要因となる。

#### b．個人的／対人関係的要因

①心理的因子：思春期において薬物乱用を呈する子どもには，幼児期から「育てにくい気質 difficult temperament[30]」を持つ者が少なくないという報告がある。Cloningerら[8]によれば，幼少期における「新奇希求性の高さ」ならびに「損害回避性の低さ」といった行動特性が，成人期における薬物乱用を予測するという。また，注意欠陥・多動性障害（attention-deficit/hyperactive disorder: ADHD）や行為障害などの破壊的行動障害は，思春期における薬物乱用の罹患を予測する因子である[8]。

②家族の物質使用に関連する因子：親や年長の同胞のアルコール・薬物使用は，子どもの薬物乱用の罹患のリスクを高める[9]。

③養育状況に関連する因子：一貫しない親の養育態度は薬物乱用のリスク

表2 思春期における物質乱用・依存のリスク要因
(文献9：Dadd & McAloon, 2002より引用)

| 社会的要因 | 法律と規範 | 安価な薬物入手費用<br>最小飲酒年齢の低さ<br>販売規制の欠如 |
|---|---|---|
| | 入手しやすさ | 薬物を入手のしやすい社会環境 |
| | 経済的状況 | 貧困 |
| | 居住地域の状況 | 人口密度の高さ<br>転居・転入者の多さ<br>自然破壊の進行<br>住民同士の交流の乏しさ |
| 個人的／対人関係的要因 | 生理学的要因 | 嗜癖行動に対する遺伝的要因 |
| | 心理学的要因 | 精神医学的障害の存在（双極性障害、うつ病性障害、不安障害、外傷後ストレス障害、行為障害などの破壊的行動障害）<br>新奇希求性の高さ、損害回避性の低さ |
| | 家族の物質使用 | 親もしくは同胞のアルコール問題<br>親の規制薬物使用<br>家族内における薬物問題の存在<br>物質使用をする年長の同胞の存在<br>父親の物質使用と感情不安定性<br>薬物使用に寛容な親の態度 |
| | 親の養育態度 | 一貫しない養育態度<br>両親の教育水準の低さ<br>子どもに対する熱意・期待の乏しさ<br>親の非指示的・寛容な態度<br>親子間の否定的なコミュニケーション・パターン<br>行動を禁止・制限するにあたっての基準が一貫せず不明瞭<br>現実離れした親の期待<br>父親に対する敵意 |
| | 家族内の状況 | 両親の結婚生活の破綻<br>家族内の葛藤の高さ<br>親子関係における親密性の乏しさ<br>母性的なかかわりの乏しさ<br>家族同士の結びつきの乏しさ<br>家族とのかかわりの乏しさ、家族への愛着の乏しさ |
| | 学業 | 知的能力の低さ<br>学業や他の学校活動での成果の低さ<br>不登校<br>学校における失敗体験<br>怠学 |
| | 友人関係 | 友人からの「仲間はずれ」にされる体験<br>幼少期から友人とのけんかを頻発する<br>友人による逸脱行動に対する抑止の乏しさ<br>友人の物質使用 |
| | 物質使用の開始 | 飲酒・喫煙などの物質使用の早期開始 |

を高める。特に虐待被害や家庭内暴力場面の目撃はきわめて重要な危険因子である。たとえば，身体的虐待は薬物乱用のリスクを 2.4 〜 5.2 倍，性的虐待は 2.2 〜 3.4 倍，暴力場面への曝露・目撃体験は 2.8 〜 4.8 倍高める[15]。また，両親の離婚，およびひとり親家庭――男子の場合では，特に実父や継父の不在――も薬物乱用を促進する[15]。

④学校生活に関連する要因：知的能力の低さ，学業や課外活動での達成感の乏しさ，学校での失敗体験，不登校といったものが危険因子として同定されている[9]。

⑤友人に関連する要因：友人から仲間外れにされたり，いじめられたりする体験は，薬物乱用のリスクを高める[7]。また，友人の薬物使用はきわめて重要な危険因子であり，薬物乱用に至る最終的な共通経路としての役割を果たす[9]。

⑥物質使用による促進：タバコやアルコールを含むあらゆる物質の使用は，薬物乱用のリスクを高める。これは，物質使用がさまざまな薬物乱用の危険因子への曝露される機会を増やすことによるものであり，物質使用が物質使用を促す，といった閉鎖回路的なパターンを惹起する[9]。

## ２．薬物乱用の保護的因子

一方，危険因子を持っている者すべてが必ずしも薬物乱用に至っているわけではない。これは，薬物乱用への発展を抑止する何らか要因が，保護的因子が機能していることを意味している。

Jessor[16] は，薬物乱用に対する保護的因子として，以下の六つを挙げている。

①知的能力が高いこと
②凝集力のある家族があること
③教会行事に定期的に参加していること
④学校課内・課外活動に参加していること
⑤逸脱的行動に対する不寛容な態度・価値観を持っていること
⑥地域にアクセスのよい相談資源，支援資源があること

後述するが，思春期の薬物乱用者を援助する際には，いかにしてこうした保護的因子を強化していくかが重要となってくる。

## Ⅳ　思春期における薬物乱用の診断

一般に「薬物乱用」とは，社会規範や健康なライフスタイルから逸脱した薬物の使用を指す言葉である。したがって，規制薬物の場合にはたとえ1回の使用であっても「乱用」に相当し，未成年の場合には，機会的飲酒も「薬物乱用」といいうる行動である。

薬物使用そのものを主題とした診断カテゴリーには，米国精神医学会の診断分類 DSM-Ⅳ-TR における「乱用 abuse」と「依存 dependence」，それから，WHO の診断分類 ICD-10 における「有害な使用 harmful use」と「依存症候群 dependence syndrome」がある。いずれの診断分類においても，「乱用」もしくは「有害な使用」は，「依存」もしくは「依存症候群」に満たない，比較的軽症の病態として扱われている。

しかし，ここで注意すべきなのは，乱用薬物の種類によっては，従来の基準では「依存」「依存症候群」の診断が過小評価される場合がある，ということである。「依存」もしくは「依存症候群」の診断は，使用コントロールの喪失，および離脱と耐性上昇に特徴づけられるが，近年，乱用者が増加している大麻や MDMA は身体依存が目立たない。乱用／依存の基準は，薬物の種類によって異なると理解する必要がある。

なお，思春期の薬物問題においては，操作的診断において「依存」もしくは「依存症候群」に該当しないからといって，事態を看過してはならない。子どもの薬物使用は，将来にわたって広範な弊害をもたらす行動であり，背景には何らかの援助を必要とする心理社会的問題があると心得るべきである。

## Ⅴ　思春期の薬物乱用者に見られる併存障害

思春期における薬物乱用は，それに先行する何らかの精神医学的障害の存在を示唆する兆候である[28]。このことは，思春期の薬物乱用者における高率

な精神医学的障害の併存が認められることからも明らかである。事実，思春期の薬物乱用者における重複診断率は，成人の場合と比べてはるかに高い[4]。

Essauら[11]によれば，思春期の薬物乱用者の47.2%に他の精神障害の併存が認められ，最も多く見られた併存障害はうつ病性障害であり，次いで不安障害であったという。他方，Galaifら[13]は，男女ともに薬物乱用に先行する障害としては行為障害と不安障害が圧倒的に多く，次いでうつ病性障害であったが，併存するうつ病性障害は，薬物乱用の原因と結果のいずれの場合もあったと報告している。

思春期の薬物乱用者では，ADHDなどの破壊的行動障害を併存する者の割合も高い。Brownら[3]によれば，思春期の薬物乱用者の20〜30%に，現在もなおADHD症状の残遺が認められるという。もっとも，ADHDと薬物乱用との関連は直接的なものではなく，行為障害を介した間接的なものと考えられている。なお，8歳以下における行為障害の存在は，15歳時点における薬物乱用を予測する重要な因子である[20]。

## VI 経過と転帰

### 1．さまざまな転帰をとる薬物乱用者

思春期の薬物乱用者はその転帰において不均質な集団である。10代の薬物依存者の50%は治療終了後90日以内に再発し，3分の2は半年以内に再発するといわれているが[5]，他方で，地域サンプルにもとづいた調査からは，むしろ乱用者のかなりの割合が自然寛解していることが明らかにされている[6]。

このことは，ひとくちに思春期の薬物乱用者といっても，医療サンプルと地域サンプルとでは，それぞれが重症度の異なる別のサブグループであることを示している。しかしその一方で，思春期の薬物乱用が，一過性の機会的使用から重篤な依存的使用へと至る連続した現象であり，その発展プロセスのどこかの時点に，分水嶺ともいうべきものが存在する可能性も否定できない。現実問題として，10代において一過性に薬物を経験する若者は少なくないが，最終的に18歳の時点でアルコール・薬物乱用が継続しているかどうかが，成人後の薬物依存への発展を予測するといわれている[12]。

## 2．治療を受けた薬物乱用者の転帰

　思春期の薬物乱用に対する治療プログラムは有効である。Winters ら[33]によれば，12 ステップモデルに依拠した薬物再乱用防止プログラムを実施した場合，終了半年後の時点で完全断薬者は 29%，軽症再発者（数回再使用したが常習状態には陥らなかった者）は 25%，1 年後の時点では完全断薬者は 19%，軽症再発者は 25% であり，これは治療を受けなかった者よりもはるかによい成績であったという。

　思春期の薬物乱用者では，治療後最初の半年で治療転帰のかなりの部分が決まってしまう。Brown[3]によれば，完全断薬を目標とする治療プログラムを終了した思春期の薬物乱用者のうち，1 年後時点での断薬を達成したのは 3 分の 1 であったが，この 1 年後の完全断薬者は，半年経過時点での断薬者の 75% に相当したと報告している。

　この治療終了後半年までの期間，最も重視されるべきなのは，いかにして薬物乱用仲間から離れるかという問題である。一般に，薬物乱用に対する治療後の再発（再使用）率は若年者と成人と違いはないものの，成人の再発では重要他者との関係性の悪化が原因となる傾向があるのに対し，未成年の場合には，再発の 90% に薬物仲間からのプレッシャーが関係しているといわれている[2]。ただ，悩ましい問題は，薬物仲間は単に薬物を一緒に使っていただけの関係ではない，ということである。その仲間は，家庭や学校で「居場所がない」「誰からも必要とされていない」と感じていた者に，生まれてはじめて「ここに居場所がある」「必要とされている」という感覚を与えてくれた親友でもあることが少なくないのである。したがって，再び「居場所」を求めて薬物仲間のもとに戻らないように，家族などの身近な支援体制が構築されている必要がある。

　思春期の薬物乱用者の転帰は，危険因子よりも保護的因子に強く影響される。Latimer ら[18]の研究では，治療半年後の薬物乱用の重症度は，治療前の危険因子とは正の相関があるが，治療後の危険因子とは相関せず，治療前の保護的因子とは相関しないが，治療後の保護的因子とは正の相関が見られることが明らかにされている。なかでも重要な保護的因子となるのは，治療後に継続的に提供されるアフターケア的なプログラムである。

なお，治療後の転帰に負の影響を与える危険因子としては，薬物仲間との接触のほかには，本人自身のアルコール摂取習慣である[19]。また，併存障害を伴う場合には，治療転帰は不良となる傾向がある[3]。

## Ⅶ わが国における思春期の薬物乱用に対する治療の現状

さて，ここまで海外の知見を中心に思春期の薬物乱用者に関する臨床的特徴や経過・転帰について論じてきた。ここで，わが国の思春期における薬物乱用に対する治療・援助の現状について論じてみたい。

### 1．保健医療機関における介入

わが国における思春期の薬物乱用者に対する援助資源は，きわめて乏しい状況にある。そもそも，わが国には薬物依存症の専門医療機関はかなり限られた数しか存在しないうえに，そうした専門医療機関の治療プログラムは，原則として成人を対象とした内容となっており，若年者には必ずしも適切とはいえない。現状では，急性中毒性精神病を呈した場合のみ，一般精神科医療機関でも対応するが，精神病症状が消退した後は，医療的な援助から離脱してしまうことが多い。

もちろん，N.A.（Narcotics Anonymous）のような自助グループやDARC（Drug Addiction Rehabilitation Center）などの民間回復施設も存在するが，まださほど依存が進行していない思春期の薬物乱用者に適切かどうかは疑問である。「自分はあそこまでひどくない」といったように，問題の過小視を助長してしまう可能性も危惧される。

こうした現状のなかでも，少数ながら思春期の若者に特化した薬物依存治療プログラムの試みは存在する。たとえば，肥前精神医療センターでは，1～2週間隔での3回の外来受診を1セットとする初期介入プログラムが試みられている[29]。また，同じく肥前精神医療センターでは，福岡県弁護士会と連携し，試験観察下における入院薬物依存症治療プログラムへの参加も試みられている[34]。同様に，APARI（アジア太平洋地域アディクション研究所 Asia-Pacific Addiction Research Institute）でも，家庭裁判所に対して薬物

依存治療施設への入所を条件に保護観察下での社会内処遇を申請し，民間回復施設に入所させるという方法を行っている[1]。しかしながら，これらの試みは，稀少な専門機関による特殊な試みにすぎず，全国的に普及しているものではない。

　一方，やはり十分とはいえないが，薬物乱用者の家族に対する支援資源であればいくらか存在している。全国の都道府県・政令指定都市に設置された精神保健福祉センターでは，薬物依存相談や家族教室が行われている。薬物乱用者の家族がこうした資源を活用し，相談関係を継続することは，きわめて重要である。子どもの薬物乱用は，しばしば家族内システム全体のゆがみから生じており，家族が「世間体」を気にするあまり本人に対する尻ぬぐい行動を続けることが，本人の薬物乱用を維持している場合も少なくない。

　依存症臨床では，本人が治療につながらない場合でも，家族との相談を継続し，家族内システムを変化させるだけで，本人の薬物乱用が消失したり，軽減したりすることもある。その意味で，薬物乱用者の家族に対する相談・支援は重要である。

## 2．司法関連機関における介入

　実際には，思春期の薬物乱用者の多くは，保健医療機関ではなく，家庭裁判所，保護観察所，少年鑑別所，少年院といった司法関連機関で処遇されている。家庭裁判所や保護観察所では，試験観察・保護観察の期間に限っては，家庭裁判所調査官や保護観察官による個別指導が行われている。

　一方，収容施設においては，少年院でこそ矯正教育の一環として薬物乱用防止教育がなされている。しかしその一方で，軽症から重症までの幅広い薬物乱用者が収容されている，少年鑑別所においては，系統的な薬物再乱用防止教育がほとんどなされないのが通常である。その理由は，少年鑑別所に収容されている子どもは，少年審判前であるために非行・犯罪事実が確定しておらず，非行・犯罪事実が確定していない，「推定無罪」の立場にあるために，矯正教育を行うことは好ましくないとされている。

　こうしたなかで筆者らは，少年鑑別所において自習用ワークブックを用いた薬物乱用少年に対する介入を試み，薬物問題に対する認識の深化と援助

必要性の自覚を高めるという効果を上げている[24]。この自習用ワークブックは，米国において高く評価されている統合的外来覚せい剤依存治療プログラム Matrix Model[1] を参考にして筆者らが展開している，覚せい剤依存外来治療プログラム「Serigaya Methamphetamine Relapse Prevention Program (SMARPP)」[17] の認知行動療法的内容のワークブックを，子どもが自習可能な内容に改変して作成されたものである（「SMARPP-Jr.」）[24]。

しかし，こうした収容施設内での介入も，出所後に地域におけるアフターケア・プログラムが存在しなければ，効果は一過性のものにとどまる可能性が高い。

### 3．わが国における薬物乱用治療の課題

薬物乱用問題対策は，本来，「供給」の根絶（「規制薬物の取り締まり」）と「需要」の低減（「再乱用防止プログラム」）というに二大対策から成り立っている。わが国では，前者に関しては世界的に見ても高い水準の成果を上げているが，他方，後者に関しては深刻なまでに立ち後れている状況にある。

平成20年8月に閣議決定された「第三次薬物乱用防止五か年戦略」[26] では，これまでの「薬物乱用防止五か年戦略」に比べ，「薬物依存・中毒者の治療・社会復帰の支援」が強調された内容となっている。にもかかわらず，本稿を執筆している平成23年7月現在，国はまだこの目標の実現に向けて具体的な施策を打ち出していない。その一因として，一般精神科医や児童精神科医における薬物関連障害に対する苦手意識や忌避的感情も無視できない。

## VIII　予防教育のあり方について——「ダメ，ゼッタイ」だけではダメ

最後に，児童・生徒に対する薬物乱用防止教育のあり方について述べておきたい。

筆者は，生徒を対象とした薬物乱用防止講演を行った後に，飲酒・喫煙，それからリストカットなどの自傷行為の経験に関するアンケート調査を行ってきた[25]。すると，中学生・高校生の約1割に自傷行為の経験が認められ，その1割の生徒には，早くから飲酒や喫煙を経験し，身近に薬物とアクセス

しやすい交友関係も持っているなど，薬物乱用のハイリスク群としての特徴が見られたのである。

　しかし，何よりもショックを受けたのは，筆者の「ダメ，ゼッタイ」的な講演に対する，1割の生徒たちの感想であった。というのも，彼らのほとんどが，「人に迷惑をかけなければ，薬物でどうなろうとその人の勝手」——これは，薬物依存臨床のなかで何度となく聞いた言葉である——と書いていたのである。このことは，私の講演が，最も届いて欲しい子どもたちに届かなかったことを意味している。これまで行われてきた，身体に対する弊害を誇張して伝え，「薬物に手を出すのは人間をやめることだ！」という趣旨の乱用防止教育は，リスクの高い子どもに対しては効果が乏しい可能性が高い。

　こうした実感を踏まえ，最後に，近年筆者が考えている薬物乱用防止教育のあり方に関する五つのポイントを列挙して，本稿の締めくくりとしたい。

### １．身体への害を誇張しない

　薬物乱用によって「骨や内臓がボロボロになる」といった，戯画的な身体障害を呈する薬物乱用者は，精神科臨床でもまれである。実際，子どもたちの周囲にいる薬物乱用者は身体的には健康に見えることが多く，「大人の嘘」は通用しない。

### ２．心への害を強調する

　幻覚体験や妄想といった精神病症状を強調するのではなく，思考や感情が薬物で支配される事態，すなわち，「依存」の恐ろしさを伝えることである。依存という事態は，「怖いと脅されていたけど，やってみたらたいしたことないじゃないか」という拍子抜けの初体験から始まっており，その瞬間を境に，子どもたちには見たいものしか見えず，聞きたいものしか聞こえなくなる。これを契機に，大人たちのメッセージは子どもに届かなくなり，薬物への傾倒が加速していってしまう。

### ３．法規制の有無に関係なく，あらゆる薬物に対して警鐘を鳴らす

　最近の薬物乱用の傾向は，かつて見られた「シンナーひとすじ」のような

パターンの乱用者は減少し，大麻や MDMA，いわゆる「脱法ドラッグ」などの多剤乱用が主流となっている。なかでも深刻なのは，向精神薬や市販薬の乱用である。たとえ治療薬であったとしても，指示外・適用外の使用は「薬物乱用」であることを伝える必要がある。

## 4．あらゆる『故意に自分を害する行動』を取り上げる

薬物乱用は，飲酒・喫煙や自傷行為はもとより，極端なダイエットや不規則で偏った食生活，危険な性行動といった行動と密接に関連している[25]。

## 5．子どもたちの援助希求行動を肯定・支持する

忍耐強いことは美徳ではなく，つらいときには信頼できる大人に相談できることこそが望ましいと伝える必要がある。もしも友人が自分を傷つけていたら，決して無視せずに近づいて声をかけ，信頼できる大人につなげることも推奨されるべきである。子どもたちにとって最もアクセスしやすい支援資源はクラスメートであり，薬物乱用よりも「上流の水域」でリスクの高い子どもを援助につなげる方策が必要である。

ただし，こうした方策が功を奏するためには，大人たちが，子どもが安心して心の痛みをさらけ出せる環境を整えている必要があるのはいうまでもない。

## 文　献

1. APARI: http://www.apari.jp/npo/
2. Brown, S.A.: Life events of adolescents in relation to personal and parental substance abuse. American Journal of Psychiatry 146; 484-489, 1989
3. Brown, S.A.: Recovery patterns in adolescent substance abuse. In JS Bear, GA Marlatt, & RJ McMahon (eds), Addictive behaviors across the life span: Prevention, treatment, and policy issues. pp.161-183, Newbury Park, CA: Sage, 1993
4. Brown, S.A., Cleghorn, A., Schuckit, M.A., et al: Conduct disorder among adolescent alcohol and drug misusers. Journal of Studies on Alcohol 57; 314-324, 1996
5. Brown, S.B., Mott, M.A., Myers, M.G.: Adolescent alcohol and drug treatment outcome. In RR Watson (eds), Drug and alcohol abuse prevention. pp.375-403, Totowa, NJ: Humana Press, 1990

6. Bukstein, O., Kaminer, Y.: The nosology of adolescent substance abuse. The American Journal on Addictions 3; 1-13, 1994
7. Clark, D.B., Lesnick, L., Hegedus, A.M.: Traumas and other adverse life events in adolescents with alcohol abuse and dependence. Journal of the American Academy of Child and Adolescent Psychiatry 36; 1744-1751, 1997
8. Cloninger, C., Sigvardsson, S., Bohman, M.: Childhood personality predicts alcohol use in young adults. Alcoholism 12; 494-505, 1988
9. Dadd, M.R. & McAloon, J.: Chapter 6 Prevention. In CA Essau (eds), Substance Abuse and Dependence. pp.143-184, Brunner-Routledge, East Sussex, 2002
10. Dawes, M.A., Antelman, S.M., Vanyukov, M.M., et al: Developmental sources of variation in liability to adolescent substance use disorders. Drug and Alcohol Dependence 61; 3-14, 2000
11. Essau, C.A., Karpinski, N.A., Petermann, F., et al.: Häufigkeit und Komobidität von Störungen durch Sustanzkonsum. Zeitschrift Kindheit und Entwicklung 7; 199-207, 1998
12. Farrington, D.P., Hawkins, J.D.: Predicting participation, early onset, and later persistence in officially recorded offending. Criminal Behavior and Mental Health 1; 1-33, 1991
13. Galaif ER, Chou CP, Sussman S, et al: Depression, suicidal ideation, and substance use among continuation high school students. Journal of Youth and Adolescence 27; 275-299, 1998
14. Gilvarry, E.: Substance abuse in young people. Journal of Child Psychology and Psychiatry 41; 55-80, 2000
15. Harrison, P.A., Fulkerson, J.A., Beebe, T.J.: Multiple substance use among adolescent physical and sexual abuse victims. Child Abuse and Neglect 21; 521-539, 1997
16. Jessor, R., Van Den Bos, J., Vanderryn, J., et al: Protective factors in adolescent problem behavior: Moderator effects and developmental change. Developmental Psychopathology 31; 923-933, 1995
17. 小林桜児,松本俊彦,大槻正樹,ほか:覚せい剤依存者に対する外来再発予防プログラムの開発——Serigaya Methamphetamine Relapse Prevention Program (SMARPP). 日本アルコール・薬物医学会誌 42; 507-521, 2007
18. Latimer, W.W., Newcomb, M., Winters, K.C., et al.: Adolescent substance abuse treatment outcome: The role of substance abuse problem severity, psychosocial and treatment factors. Journal of Consulting and Clinical Psychology 68; 684-696, 2000
19. Latimer, W.W., Winters, K.C., Stinchfield, R., et al.: Demographic, individual, and interpersonal predictors of adolescent alcohol and marijuana use following treatment. Psychology of Addictive Behaviors 14; 162-173, 2000
20. Lynskey, M.T., Fergusson, D.M.: Childhood conduct problems, attention deficit

behaviors and adolescent alcohol, tobacco, and illicit drug use. Journal of Abnormal Child Psychology 23; 281-302, 1995
21. Matrix Institute: http://www.matrixinstitute.org/index.html.
22. 松本俊彦, 岡田幸之, 千葉泰彦, ほか：少年鑑別所男子入所者におけるアルコール・薬物乱用と反社会性の関係——Psychopathy Checklist Youth Version (PCL: YV) を用いた研究. 日本アルコール薬物医学会誌 41; 59-71, 2006
23. Matsumoto, T., Imamura, F.: Self-injury in Japanese junior and senior high-school students: Prevalence and association with substance use. Psychiatry and clinical neurosciences 62; 123-125, 2008
24. 松本俊彦, 今村扶美, 小林桜児, ほか：少年鑑別所における薬物再乱用防止教育ツールの開発とその効果——若年者用自習ワークブック「SMARPP-Jr.」. 日本アルコール・薬物医学会雑誌 44; 121-138, 2009
25. 松本俊彦：第1章 自傷行為の現在. 松本俊彦：自傷行為の理解と援助——「故意に自分の健康を害する」若者たち. pp.3-17, 日本評論社, 東京, 2009
26. 内閣府：第三次薬物乱用防止五ヶ年戦略：http://www8.cao.go.jp/souki/drug/sanzi5-senryaku.html
27. Newcomb, M., Bentler, P.: Substance use and abuse among children and teenagers. American Psychologist 44; 242-248, 1989
28. Shedler, J., Block, J.: Adolescent drug use and psychological health. American Psychologist 45; 612-630, 1990
29. 鈴木健二, 村上 優, 杠 岳文, ほか：高校生における違法性薬物乱用の調査研究. 日本アルコール・薬物医学会雑誌 34; 465-474, 1999
30. Thomas, A., Chess, S.: Genesis and evolution of behavioral disorder: From infancy to early adult life. American Journal of Psychiatry 141; 1-9, 1984
31. 和田 清：薬物依存の発生因をめぐって. 精神医学 33; 633-642, 1991
32. 和田 清, 嶋根卓也, 尾崎米厚, ほか：薬物乱用に関する全国中学生意識実態調査（2008年）. 平成20年度厚生労働科学研究費補助金医薬品・医療機器等レギュラトリーサイエンス総合研究事業「薬物乱用・依存等の実態把握と『回復』に向けての対応策に関する研究（主任：和田 清）」分担研究報告書, pp.15-85, 2009
33. Winters, K.C., Stinchfield, R.D., Opland, E., et al.: The effectiveness of the Minnesota Model approach in the treatment of adolescent drug abusers. Addiction 95; 601-612, 2000
34. 八尋八郎, 谷川誠, 村上 優, ほか：若年薬物乱用者に対するダイヴァージョン・プログラムの整備に関する研究. 厚生労働科学研究費補助金 医薬安全総合研究事業.「薬物依存・中毒者の予防, 医療およびアフターケアのモデル化に関する研究（主任：村上 優）」平成14年度研究報告書, pp.69-85, 2003

# 第9章
# アディクションに見られる衝動性と攻撃性

## はじめに

　嗜癖（Süchte [ 独 ], Addiction [ 英 ]）とは，古くて新しい言葉である。かつて嗜癖 Süchte について von Gebsattel[33] は）「現存在の空虚さを満たす行為」であり，「どんな方向の人間的興味も習癖的に変質しうる」と指摘し，実に広範な概念を提唱した。確かに筆者も，古い精神医学の教科書[11]のなかに，アルコール癖 Trunksucht，嫉妬癖 Eifersucht，清掃癖 Putzsucht などの病名（？）が羅列されているのをみたことがある。後に精神医学は，このなかから物質嗜癖のみを医学的問題と見なし，まずは「慢性中毒」という名を与え，やがてそれは，耐性上昇－離脱－渇望－薬物探索行動という生理学的依存（＝身体依存）を中軸に据えた習慣性の医学的疾患として，その名を「依存」と変えることになった。

　しかし現代の水準で考えると，身体依存を中軸にすえた依存概念には少なくとも三つの問題点がある。第一に，たとえば，オピオイドを投与されている終末期患者が離脱症状を呈したからといって，彼らを依存患者とは見なさない。つまり，身体依存は必須の条件ではないのである。第二に，身体依存に比べて軽視されがちな精神依存にしても，近年の脳内報酬系に関する知見は，それが身体依存と本質的に異ならない可能性を示唆している。そして最後に，生物学的機序と治療論に関する共通性があげられる。物質依存，強迫的買い物，自傷行為，過食行動に対するオピオイド拮抗薬の治療効果に関する知見[19]は，これらが脳内報酬系に共通の病態を持つ可能性を示唆している。また物質依存，病的賭博，強迫的買い物は，セロトニン機能の低下という点でも共通した生物学的特徴がある。Hollander らのグループ[7]は，これらの行動障害を強迫スペクトラム障害と一括し，SSRI（Selective Serotonin

Reuptake Inhibitor）の治療効果を強調している。薬物療法だけでなく，A.A.（Alcoholics Anonymous）を範とする集団精神療法が，一定の治療成果を上げているという事実[27]もまた共通し，そもそもこれらは相互に併発する率が高い[21,19]。したがって，時代が「依存」概念の拡張を求めているといっても，あながち過言とはいえまい。

　そこで，再び嗜癖――今度は英語で「アディクション Addiction」――という言葉が登場するわけである。Marks[14]は，過食行動，強迫的買い物，病的賭博，抜毛症，窃盗癖，自傷行為などを一括して，嗜癖的行動障害と呼んでいる。こうした意味での嗜癖概念には，DSM-Ⅳ-TR の診断カテゴリーでいえば，物質使用障害（Substance Use Disorder, SUD）と他のどこにも分類されない衝動制御の障害（Impulse Control Disorder, ICD）や神経性大食症などが包含されている。

　前置きが長くなったが，嗜癖の攻撃性と衝動性と題した本稿では，SUD 患者にみられる攻撃性・衝動性を中心としつつ，嗜癖的行動障害という観点から論じていきたい。

## Ⅰ　物質嗜癖における攻撃性・衝動性

　多くの研究が，アルコールをはじめとするさまざまな物質使用と衝動的・攻撃的行動との密接な関係を明らかにしている。Hodgins ら[6]の誕生コホート調査によれば，SUD の存在によって，暴力行為に関する相対リスクが，男性では 5.9～8.7 倍，女性では 10.2～15.1 倍にまで高まるという。また Wallace ら[34]は，SUD の存在は，男性の暴力犯罪のリスクを 9.5 倍にまで高め，女性では 55.7 倍にまで高まることを報告している。

　統合失調症などの慢性精神病性障害患者がアルコール・薬物を乱用する場合には，攻撃的行動のリスクはいっそう高まる。Swanson ら[30]は，精神障害者がアルコール・薬物を 1 回摂取するだけでも暴力行動の生涯危険率は 2 倍に，SUD の水準に達する者では 16 倍にまで高まることを明らかにし，Wallace ら[34]も，SUD の重複診断のある統合失調症の患者では，暴力犯罪のリスクが 18.8 倍，殺人に限定すると 28.8 倍にも高まると報告している。

こうした SUD 患者にみられる攻撃的行動を考えるとき，それは以下の三つの要因から構成されると考えられる。すなわち，第一に各種物質の薬理作用による要因，第二に最後に物質を摂取する個体の人格要因，そして最後に依存の進行過程による要因である。以下に，これらの要因ごとに概説を試みたい。

## 1．各種物質に特徴的な薬理作用の要因
### a．アルコール

アルコールには衝動性・攻撃性を亢進させる薬理作用がある。Chermack と Giancola[3] は，二人の被験者にコンピューターに設定された光刺激に対する反応時間を競わせ，勝者は敗者に対して電気ショックを与えるという実験を行った。その結果，アルコールを与えられた者は，対照群に比べて攻撃的になり，その程度はアルコール摂取量に比例したという。また Josephs と Steele[10] は，アルコール酩酊時における，「アルコール近視」という現象の存在を指摘している。これは，酩酊下では意識の中心にある刺激に注意を奪われる一方で，意識周辺の刺激に対する関心が低下するという現象である。この現象により，アルコール酩酊者は，熟慮を欠いた衝動的な行動が多くなる。さらに Pihl と Hoaken[25] によれば，アルコールは罰則に対する不安を抑制し，結果として攻撃的行動が増えるという。

このようなアルコールの薬理作用は，さまざまな行動に影響を与える。たとえば，非行青年における保護観察の失敗や多種方向性の犯罪傾向は，アルコール摂取量と正の相関関係にある[17]。神経性大食症の患者の約 40％で，アルコール摂取が過食行動のトリガーとなっているという報告があり，衝動制御能力に対する影響がある[1]。DV（domestic violence）加害者のなかにも，アルコール酩酊下で暴力をふるう者は少なくない[2]。またアルコールが影響を与える攻撃性は，他者だけでなく，自己にも向かう可能性がある。自殺研究のメタ分析[28] は，アルコール使用障害が，将来の自殺行動を重要な予測因子であることを明らかにしている。

他に SUD 以外の精神障害が存在する場合にも，アルコール使用障害は攻撃的行動のリスク要因である。Dumais ら[4] は，気分障害における自他に対

する衝動的行動の予測因子として，アルコール使用障害とパーソナリティ障害は，それぞれ独立して重要であることを明らかにしている。またわが国では，覚せい剤誘発性精神病性障害の既往がある者が，アルコール酩酊下でフラッシュバックもしくはアルコール幻覚症を呈して暴力犯罪を起こした症例の報告が多い[9,23]。アルコールには，薬物誘発性精神病性障害を再燃させる作用があると推測される。

精神病症状にもとづく攻撃的行動としては，アルコール離脱期に出現するアルコール幻覚症や振戦せん妄における攻撃的行動がある。特徴的な病像としては，意識減損に伴う状況認知障害が引き起こす包囲攻撃状況[5]が知られている。この状態では，「敵に追いつめられた」という病的な確信に支配されて，自他におよぶ攻撃的行動が出現しうる。

### b．覚せい剤

覚せい剤は，その薬理作用によって多動，興奮，被刺激性亢進を引き起こし，さまざまな攻撃性を発現する。しかし，ここで覚せい剤がもたらす深刻な攻撃性として強調しなければならないのは，連用によって生じる幻覚妄想である。それはときとして，無差別的な大量殺人のような凶悪犯罪へと発展しかねないものである。そのような覚せい剤による幻覚妄想状態には，大まかに考えて，急性中毒による精神病（意識障害を伴う，せん妄に近い場合もある），慢性持続性精神病，フラッシュバック現象の三つがある。

覚せい剤の急性中毒による幻覚妄想は，圧倒的な脅威をもって本人に襲いかかり，しばしばまったく無関係な者が突如として殺傷される，「通り魔的犯行」につながりやすいという特徴がある[16]。また，さまざまな程度の意識の減損・変容による状況誤認のために，まったく無関係な者の住所に侵入して立てこもったり，追跡・迫害妄想や包囲攻撃状況により，衝動的な自殺，殺傷行為，放火，あるいは逃走目的の無謀運転も起こりうる。

覚せい剤による幻覚妄想には，いくつかの点で統合失調症とは異なる特徴がある。まず急性中毒においては，幻視，錯覚，さまざまな程度の意識障害がみられ，動揺性かつ状況依存性に消長する。無意味な常同行為の反復を伴うこともある。また，幻覚妄想の内容としては，乱用者の生活史おける「負い目意識」を反映した，現実的内容の被害・迫害・追跡妄想が多く，これ

らは容易に,「自分のコントロールを超えた外力に支配され,操作・蹂躙される」という Threat/Control-Override（TCO）症状[12]へと発展する。この TCO 症状は,精神障害者の攻撃的行動に関するリスク要因として,司法精神医学領域で重視されている症状である。

　慢性持続性精神病像の特徴としては,猜疑詮索傾向が重要である。通常これは,顕現閾値以下の精神病症状として自我親和的に潜在する。一見すると,たんに人間不信であるとか,猜疑的な性格であるようにしか思われないために,周囲が精神症状として気づきにくい。しかし覚せい剤使用歴のある矯正施設受刑者同士,あるいは暴力団員同士のけんかの背景に,しばしばこの猜疑詮索傾向が存在する。この状態にある者が,ひとたび少量の覚せい剤やアルコールの摂取,あるいはストレスへの曝露により,福島[5]のいう不安状況反応として精神病症状の顕在的な再燃を呈し,他害的暴力行動につながる可能性がある。

#### ｃ．有機溶剤

　有機溶剤は,急性中毒の精神病症状としては幻視を呈することが多いが,意外にも攻撃的行動の原因となることは少ない。むしろ急性中毒の酩酊状態では,脱制止によって窃盗などの軽微な犯罪が起こりやすいことが特徴である。しかし重篤な依存に達した乱用者では,急性中毒は複雑酩酊の病像を呈しやすく,必ずしも軽微な犯罪にはとどまらない場合がある。たとえば,家族内の心理的葛藤をかかえる乱用者が,解離状態における葛藤の発散と同じ機序で,酩酊時に本人らしからぬ攻撃的行動を呈したり,また深い酩酊が引き起こす不関性気分が残虐性──「薬物誘発性情性欠如」──を引き起こして,凶悪な攻撃的行動の原因となりうる[31]。

　一方,有機溶剤の使用間歇期に持続する精神病症状は,当然ながら攻撃的行動の原因となる。有機溶剤の慢性持続性精神病では,幻聴が主体であり,著明な陰性症状も伴うために,統合失調症との鑑別は困難なことが多い。とりわけ命令性幻聴や人物誤認・替え玉妄想症状を伴う場合には,近親者殺害のような深刻な攻撃的行動に結びつくことがある。

#### ｄ．大麻

　大麻の急性中毒は多幸感を伴った静穏化をもたらすために,その状態が暴

力発現の原因となる可能性は低いが，離脱期においては，反跳性に攻撃性の著明な亢進を呈するために，暴力を呈しやすい[29]。しかしわが国で攻撃的行動を呈した大麻関連精神障害の病像として報告されているのは，統合失調症と鑑別困難な慢性持続性の精神病像である[32]。

### e．幻覚薬

攻撃的行動の原因としてわが国で報告されている幻覚薬には，MDMA（器物損壊）[8]，マジックマッシュルーム（道路交通法関連の攻撃的行動）[15]，5-Meo-DIPT（殺人）[18]がある。いずれも急性中毒下の異常行動であるが，これらの攻撃的行動に関係する幻覚妄想には二つの特徴がある。第一に，そうした幻覚妄想は，意識減損・変容を伴った，せん妄様の病態であり，第二に，幻覚妄想の発現は摂取状況や個体の脆弱性に依拠し，使用回数や依存の程度には関係しないという点である。いずれにしても，これらの薬物の臨床症状についてまだ不明な点も多く，さらなる症例の蓄積が求められる。

## 2．物質を摂取する個体の人格要因

SUD患者が起こした暴力犯罪の精神鑑定では，その暴力行為が，物質の薬理作用によるものなのか，それとも摂取した個体側の問題によるものなのかということが，議論の争点となることが少なくない。Moritaら[20]は，物質使用障害者の暴力を「本態性精神病質による人格優位型暴力」と「症候性精神病質による薬物優位型暴力」と分類しているが，現実には明確に区別できない症例も少なくない。

SUD患者における生来性の衝動性・攻撃性の一部は，その生育背景から理解することができる。彼らは，幼少時期に身体的・性的・精神的虐待の体験を持つ者が多く，そうした状況を生き延びるなかで，いつしか加害者に同一化して，暴力肯定的な価値観を身につけている者が多い[16]。なかには，精神的苦痛を緩和するための自己治療の手段として，早くから物質摂取を行ってきた者もいる。そうした者たちは，酩酊時に外傷記憶を賦活される場面・状況に遭遇すると，自他に対する爆発的な攻撃性を呈することがある。

また発達上の問題も無視できない。近年，若年発症のSUDにおける，高率な幼少期の注意欠陥・多動性障害（attention-deficit/hyperactive disorder:

AD/HD) AD/HD 挿話が明らかにされている[16]。幼少期に AD/HD 挿話を持つ青年は，否定的な自己イメージを改善するために物質を使用する傾向があり，SUD を早期発症する危険が高いが，この AD/HD 挿話と SUD の併存は，後年の暴力と自殺の危険を高める要因であるといわれている[16]。

## 3. 依存の進行過程に関係する要因──アルコール依存を例にして

　依存専門病院に勤務していると，内科医や一般精神科医から，「アルコール依存，および反社会性パーソナリティ障害」という診断を付した，「怒りに満ちた」紹介状とともに，初診する患者と遭遇することがある。紹介状には，「非酩酊時にも」家族に暴力をふるい，医療スタッフに対して暴言を吐き，さらに病院の備品を損壊したあげく，病棟から「脱走した」などの情報が記載されている。しかしそうした患者が，さまざまな紆余曲折を経て A.A. に通いつづけて長期間の断酒を維持するうちに，穏やかで控えめな，気配りのきく人柄へと変貌することはめずらしくない。この，依存臨床ではありふれた逸話は，依存者の「非酩酊時」の攻撃的行動を評価する際にも，依存の進行過程による影響を考慮すべきであることを示している。

　アルコール依存とは，飲酒行動のコントロール喪失を中核症状とした障害であるが，非酩酊時の思考様式にも可逆的とはいえ変化が生じる。アルコール依存者は，仕事ぶりを高く評価された時期を持つものが多く，しかも，そうしたワーカホリック的な生活の均衡を保つために，酔いのなかで空想的な万能感を必要とした時期を持つ者が少なくない。しかし飲酒のコントロールを失い，仕事や生活が破綻すると，今度は一転して，周囲からの非難や罵倒という屈辱を受けることになる。彼らは，こうした汚名を晴らすべく，アルコールをコントロールしようと意地になって挑戦するわけである。この不毛な試みのなかで，斎藤[26]が指摘する「がんばり」と「つっぱり」という，アルコール依存者に特有の誇大自己の表現が病的に突出して否認を強化し，また隠れ飲みや嘘や言い訳を繰り返すなかで罪悪感・恥辱感が芽生えてくる。

　このような内的変化が，非酩酊時の思考にも影響を与えることがある。たとえば，周囲のささいな干渉でも「攻撃された」と感じて激昂するという攻撃性を呈しやすくなる。また自暴自棄的な思考から，なりふりかまわない薬

物探索行動として，飲み代ほしさに家族や他人の財産を強奪するような衝動的行動も呈しうる。さらにアルコールによる性機能障害や失職などによる家庭内の地位失墜，あるいは配偶者への劣等感が，反応性に嫉妬妄想の形成を促し[26]，配偶者に対する攻撃的行動へとつながることもある。

酩酊状態にも変化がみられる。すでにその時点で彼らは，かつてよりも少量のアルコール摂取で記憶脱失を生じるようになっているが，加えて，飲酒にまつわる罪悪感・恥辱感が，「しらふ人格」と「酩酊人格」の解離を深刻化させている。したがって酩酊の様態は，必然的に複雑酩酊となりやすく，これが暴力や自殺行動にむすびつくことがある。

こうした，アルコール依存の進行に伴う衝動性・攻撃性の発展は，多かれ少なかれ，他の物質の依存においても同様にみられるものである。

## II　行動のアディクションにおける攻撃性・衝動性

ICD のカテゴリーに属するさまざまな衝動行為を嗜癖として捉える見解に，批判がないわけではない。確かに，パーソナリティ障害によらない，間欠性爆発性障害，放火癖，窃盗癖が一体どれだけあるのかは疑問ではあるし，これらの精神障害の診断カテゴリーに該当したからといって，こうした社会逸脱的行為に関する刑事責任が減免されるわけではない。

しかしそれでも，嗜癖的行動障害という考え方には，一定の臨床的意義がある。A.A. に範をとった，12 step ミーティングによるさまざまな自助グループ活動の成果などは，そうした意義を証明するものである。わが国にも，病的賭博では Gamblers Anonymous（G.A.）が，過食行動では Overeaters Anonymous（O.A.）が存在し，強迫的買い物についても，現在，Debtors Anonymous（D.A.）が発足準備中である。また，多くの依存専門病院で，アルコール依存の回復期における心得として，患者に，「酒を止めた後には，今度はパチンコや買い物に依存してしまう危険が高まるので，注意するように」といった心理教育を行っている。

数々の嗜癖的行動障害のなかでも，ここでは病的賭博をとりあげたい。病的賭博の進行過程は，そのままアルコール依存とのアナロジーで説明できる。

多くの場合，まずはビギナーズラックともいうべき「勝ちの相」からはじまるが，「負けの相」へと進展し，「多く負けてたまに勝つ」という間歇強化を受けながら，次第に金銭感覚が麻痺し，投資する金額が増大する（耐性上昇）[13]。なおこうした病的賭博者のなかには，賭博中に解離状態に近い没我状態に陥っている者も少なくなく（酩酊）[22]，この没我状態においては，やはり酩酊状態と同様に，パチンコ台を損壊するなどの攻撃的行動を呈することがある[24]。

さらに病的賭博が進行すると，手段の目的化が生じ，賭博に対する衝動はいっそう御しがたいものとなる。当初，物欲，食欲，性欲を満たすために用いられていた，賭博に勝った金は，いつしかそのすべてが次の賭博に注ぎ込まれるようになる。賭博資金を得るために，家族や友人に多額の不義理な借金を作るだけでなく，「いずれ大勝ちして返すつもりだから」という言い訳を理由に，横領や詐欺まがいの不正行為をする者もいる。賭博を止めたいと思っても，まずは借金の支払いために賭博に勝ってからでないと，「止めることさえできない」という完全な生活破綻によって，自殺に追い込まれたりする場合もある[13]。

この段階に到達した病的賭博者の渇望は，われわれの想像を超えて強烈である。賭博行為を我慢していると，激しい焦燥感に駆られたり，反対に虚脱状態に陥ったりする者はごくふつうにみられ，なかには発汗や身体の震えなど，アルコール依存と同様の離脱症状を呈する者もいる[22]。また筆者が経験した症例では，それまでごく地味な専業主婦にすぎなかった中年女性が，経済的破綻にもかかわらず，パチンコに対する渇望を制御できず，パチンコ店周辺にうろつく見知らぬ男性相手に売春を繰り返すにいたっていた。しかし売春によって得た金さえも，パチンコで一瞬にして失ってしまう状況に強烈な恥辱感と自己嫌悪を抱き，何度となく自殺企図を繰り返していた。

## III　アディクションの攻撃性・衝動性に対する治療
## ——自助グループの効果

最後に治療に関する私見を述べておく。本稿では，アディクションの進行

過程が生みだす衝動性・攻撃性に焦点をあてて論じたい。というのも，急性中毒時の精神病や精神運動興奮に対する治療は，通常の精神障害によるものと変わるところはなく，また離脱期における心身の症状の治療については，すでに多くの成書が述べているからである。

　アディクションの進行過程が生みだす衝動性・攻撃性の治療は，問題となっている嗜癖的行動を止めるだけでは十分ではない。その行動を背景から支えている嗜癖的思考——人と優劣を競い，コントロールに固執する独特の思考パターン——から回復しなければ，止めつづけることは困難である。なかには，持ち前の「がんばり」と「つっぱり」をもって独力で断酒するアルコール依存者もいるが，そうした依存者のなかには，自分のコントロール能力に自信過剰となる一方で，「家族のために止めてあげている」という鬱屈した怒りが蓄積させている者も少なくない。さらに，本人の断酒があたりまえとなって周囲の拍手喝采がなくなると，不機嫌な抑うつに陥り，ささいな自己愛の傷つきでも容易に感情が爆発する状態を呈することがある。いわゆるドライ・ドランク（しらふの酔っぱらい）[26] である。これでは，早晩，再飲酒となってしまうであろう。

　アルコール依存にかぎらず，嗜癖者（アディクト Addicts）の衝動性・攻撃性に対する最良の治療は，まずもって，自助グループに長期にわたって参加しつづけることである。しかし，その実現に際して障害となるのが，Step 1の「無力な自分を認めること」である。多くの嗜癖者は，「自分は依存症ではない」「自分は依存症かもしれないが，自助グループの連中ほど重症ではない」という否認によって，自己愛の殻のなかにとどまろうとする。この殻を破るためには，家族にアプローチし，家族に変化を生じさせる必要がある。具体的には，嗜癖者の家族は，嗜癖者に対する尻ぬぐい行動（イネイブリング）を止め，「底つき」を早めるために積極的に行動を起こす必要がある。これは病的賭博のような嗜癖的行動障害でも同様である。

　A.A.の成功は，アルコール依存を「病気」として人格の問題から切り離し，免責したことにある。しかし同時にそのプログラムには，「仲間」の支えによって自尊心を高めながら，時間をかけて内閉的な自己愛を崩し，生き方そのものの内省を促すという，実に巧妙な仕掛けが用意されている。そのこと

は，12 step の各項目を一読すれば明らかである．

　わが国にはすでに，薬物依存（Narcotics Anonymous; N.A.），摂食障害（O.A.），病的賭博（G.A.），性嗜好異常（Sexaholics Anonymous; S.A. および Sexual Compulsives Anonymous; S.C.A.）に関する自助グループが活動をしており，また病的賭博からの回復のための入所施設もある．我々は，これらの社会的資源の意義を十分に理解したうえで，必要に応じて，患者に適切な情報を提供できるようになるべきであろう．

## 文　献

1. Abraham, S.F., Beumant, P.J.V.: How patients describe bulimia or binge eating. Psychol. Med. 12; 625-635, 1982
2. Bergman, B. and Brismar, B.: Characteristics of imprisoned wife-beaters. Forensic. Sci. Int. 65; 157-167, 1994
3. Chermack, S.T. and Giancola, P.R.: The relation between alcohol and aggression: An integrated biopsychosocial conceptualization. Clin. Psychol. Rev. 17; 621-649, 1997
4. Dumais, A., Lesage, A.D., Alda, M., et al.: Risk factors for suicide completion in major depression: a case-control study of impulsive and aggressive behaviors in men. Am. J. Psychiatry 162; 2116-2124, 2005.
5. 福島　章：覚せい剤犯罪者の精神能力．福島　章：覚せい剤犯罪の精神鑑定．金剛出版，東京，1994
6. Hodgins, S., Mednick, S.A., Brennan, P.A., et al.: Mental disorder and crime. Evidence from a Danish birth cohort. Arch. Gen. Psychiatry 53; 489-496, 1996
7. Hollander, E., Rosen, J.: Impulsivity. J. Psychopharmacol. 14（2 Suppl 1）; 39-44, 2000
8. 一ノ瀬真琴，倉田健一，清水賢，他：本邦における MDMA 関連精神障害の乱用背景・診断・治療の検討．精神医学 46; 1105-1112, 2004
9. 石垣達也，大原浩市：薬物依存・連用にもとづく精神障害——殺人を犯した覚醒剤精神病・病的酩酊の一症例．臨床精神医学 23; 1421-1427, 1994
10. Josephs, R.A. and Steele, C.M.: The two faces of alcohol myopia: Attentional mediation of psychological stress. J. Abnorm. Psychol. 99; 115-126, 1990
11. Kolle, K. Psychiatrie. Ein Lehrbuch für Studierende und Arzte. Funfte, Neubearbeitete Auflage. Georg Thime Verlag, Stuttgart, 1961（塩崎正勝訳：K. コッレの精神医学 改訂第 5 版．文光堂，東京，1963）
12. Link, B. and Stueve, A.: Psychotic symptoms and the violent/illegal behaviour of mental patients compared to community controls. In J. Monahan & H. Steadman (Eds.), Violence and Mental Disorder, Chicago, University of Chicago Press, 1994
13. López-Ibor, J.J. & Carrasco, J.L.: 9. Pathological Gambling. In E. Hollander & D. Stein

(Eds), Impulsivity and Aggression, pp.137-149, John Wiley & Sons, New York, 1995
14. Marks, I.: Behavioral (non-chemical) addictions. Br. J. Addiction. 85; 1938-1394, 1990
15. 松本俊彦, 宮川朋大, 矢花辰夫, 他：精神症状出現にマジックマッシュルーム摂取が関与したと考えられる 2 症例. 精神医学 41; 1097-1099, 1999
16. 松本俊彦：薬物依存の理解と援助——「故意に自分の健康を害する」症候群. 金剛出版, 東京, 2005
17. 松本俊彦, 岡田幸之, 千葉泰彦, 他：少年鑑別所男子入所者におけるアルコール・薬物乱用と反社会性の関係——Psychopathy Checklist Youth Version (PCL: YV) を用いた研究. 日本アルコール薬物医学会誌 41; 59-71, 2006
18. Matsumoto, T. and Okada, T.: Designer drugs as a cause of homicide. Addiction (in press)
19. McElroy, S.L., Pope Jr., H. G., Keck Jr., P.E., et al: 8. Disorders of impulse control, In E. Hollander & D. Stein (Eds), Impulsivity and Aggression, pp.137-149, John Wiley & Sons, New York, 1995
20. Morita, N., Satoh, S., Oda, S., et al.: Relationship between solvent inhalation and antisocial behavior: Special emphasis on two types of violence seen in solvent abusers. Psychiatry. Clin. Neurosci. 50; 21-30, 1996
21. 森山成彬, 古賀 茂, 塚本浩二, 他：アルコール依存症に合併した病的賭博. 精神医学 36; 799-806, 1994
22. 森山成彬：病的賭博における離脱・解離症状および気分障害. アルコール依存とアディクション 13; 110-115, 1996
23. 大原浩一, 堀尾直樹, 野村和弘, 他：殺人を犯した覚醒剤中毒・アルコール依存症の一例. 精神医学 30; 77-81, 1988
24. Parke, A. and Griffiths, M.: Aggressive behaviour in slot machine gamblers: a preliminary observational study. Psychol. Rep. 95; 109-114, 2004
25. Pihl, R.O. and Hoaken, P.N.S.: Clinical correlates and predictors of violence in patients with substance use disorders. Psychiatric Annals. 27; 735-740, 1997
26. 斎藤 学：アルコール依存症の精神病理. 金剛出版, 東京, 1985
27. 斎藤 学：強迫的（病的）賭博とその治療. アルコール依存とアディクション 13; 102-109, 1996
28. Sher, L.: Alcoholism and suicidal behavior: a clinical overview. Acta. Psychiatr. Scand. 2006 113; 13-22, 2006
29. Soyka, M.: Substance misuse, psychiatric disorder and violent and disturbed behaviour. Br. J. Psychiatry 176; 345-350, 2000
30. Swanson, J.W., Holzer, C.E. 3rd, Ganju, V.K., et al.: Violence and psychiatric disorder in the community: evidence from the Epidemiologic Catchment Area surveys. Hosp. Community. Psychiatry 41; 761-70, 1990.
31. 滝口直彦：有機溶剤乱用者による重大犯罪の司法精神医学的研究. 犯罪学雑誌 51;

1-14, 1985
32. 滝口直彦, 石川義博, 大河内恒, 他：カンナビス精神病と犯罪. 精神医学 31; 477-485, 1989
33. Von Gebsattel, V.E.: Süchtiges Verhalten im Gebiet sexueller Verirrungen. Mschr. Psychiatrie 82, 1932
34. Wallace, C., Mullen, P., Burgess, P., et al.: Serious criminal offending and mental disorder. Case linkage study. Br. J. Psychiatry 172; 477-484, 1998

# 第10章
# 覚せい剤精神病の妄想
―― 妄想に垣間見える生きざま ――

## はじめに

　精神病症状を呈する患者に遭遇した際，その症状がアルコールや薬物による影響によるものか否かを検討することは，治療方針の決定にも関わる重要な作業である。
　もちろん，その患者にアルコールや薬物の乱用歴が存在することが明白であれば，鑑別自体はむずかしくはない。しかし，乱用している薬物が法令に抵触するものであった場合，患者は必ずしも正直に告白するとはかぎらず，また，精神病状態が深刻であれば，薬物使用に関する情報収集がままならない場合も少なくない。過去の薬物使用歴が明白であったとしても，精神病症状を薬物の影響とは独立したものとして捉え，統合失調症と同様の治療方針を立てた方が適切な病態もある。いずれにしても，こうした臨機応変の判断に際して拠り所になるのは，精神病症状の症候学的特徴である。
　そのような問題意識から，本章では，中毒性精神病の妄想をとりあげたい。本章では，最も精神病惹起作用が強力であり，また，わが国の薬物関連障害患者の実に半数以上を占める乱用薬物である[13]という理由から，覚せい剤使用による精神病をとりあげ，その症候学的特徴を論じることとしたい。

## I　覚せい剤精神病に症候学的特徴はあるのか？

　Connell[3]がそのアンフェタミン精神病に関する有名なモノグラフのなかで述べているように，覚せい剤精神病の症状は統合失調症と酷似している。多少とも経験を積んだ精神科医であれば誰もが，薬物使用に関する情報がまったくないなかでの誤診を少なくとも一度は経験しているのではなかろうか？

それでも，過去60年以上，数多くの覚せい剤精神病と向き合ってきたわが国の精神医学には，覚せい剤精神病と統合失調症との鑑別に関する経験の蓄積がある。たとえば，立津ら[18]は，統合失調症と異なり，覚せい剤精神病患者の場合には，「打てば響くような」当意即妙の接触感があると指摘し，Tomiyama[19]は，統合失調症患者に比べて陰性症状が乏しいことを明らかにしている。また，市川[7]は，統合失調症と鑑別点となる覚せい剤精神病の特徴として，①妄想の内容が生活史，環境，違法な覚せい剤使用に関連したものが多い，②幻視，錯覚が多くみられ，周囲や他人に敏感である，③症状の動揺が激しく，異常体験に出没がみられる，④「シャブボケ（覚せい剤のせいで「頭がおかしくなっている」）」の自覚がある，⑤覚せい剤離脱後7～10日で異常体験は消失するが，身体愁訴は持続する，⑥無意味な常同行為が見られる，⑦夜間せん妄など，意識障害を疑わせる例が多い，⑧異常体験からすぐに行動化へと至ってしまう傾向にある，といった具体的なポイントをあげている。

 わが国ほど詳細なものではないが，海外にも同様の知見はいくつか存在する。HarrisとBatki[6]は，覚せい剤精神病患者の精神病症状に関する調査から，迫害妄想（100%），奇異な妄想（95%），幻視（68%），会話している声（58%），誇大妄想（53%），身体に関連する妄想（32%），幻聴（95%），耐えず注釈を加える幻声（32%），幻触（26%），幻嗅（26%）という順に多くに見られることを明らかにし，なかでも覚せい剤精神病に特徴的なのは，「幻視」であると指摘している。また，Snyder[17]は，覚せい剤精神病と統合失調症の症候学的比較から，覚せい剤精神病に特徴的な症状は「体感幻覚」であることを明らかにしている。

 以上に述べた鑑別ポイントは，いずれも臨床現場できわめて有用なメルクマールとなるであろう。しかし，当然ながら限界もある。そもそも，軽症化が指摘されて久しい，今日の統合失調症患者のなかには，当意即妙の対応ができる者などいくらでも存在する。また，覚せい剤精神病患者といえども，陰性症状と無縁ではない。現に，Yuiら[21]は，覚せい剤精神病の幻覚・妄想が消退した後には，数カ月間は無為や感情の平板化を呈することを明らかにしている。市川[7]が列挙する鑑別ポイントにしても，④の「シャブボケとい

う自覚がある」と，⑤の「覚せい剤離脱後7〜10日で異常体験は消失する」
という基準に関しては，いくらでも反証をあげることができる。

　海外の実証的研究によって同定された覚せい剤精神病の特徴的症状についても，疑問がないわけではない。幻視については，自身の臨床経験から支持できるが，体感幻覚についてはただちには受け入れがたい気持ちがある。たとえ統計学的解析では判別に役立つ変数として同定されたとしても，少なくとも筆者の経験では，体感幻覚そのものは覚せい剤精神病の症状としては発現頻度が特に高い症状とはいえない（事実，HarrisとBatki[6]の研究でも，「幻触」の出現率は26％にとどまっている）。何よりも海外の研究は，覚せい剤としての力価がわが国で乱用されているメタンフェタミンに比べてはるかに弱い，アンフェタミンによる精神病を対象としている[6,17]。なかには，コカイン精神病の症例まで含めている研究もある[6]。これでは妥当とはいえない。

　筆者は，幻視や体感幻覚といった知覚異常の所見をいくら徹底的に検討しても，最終的には覚せい剤精神病と統合失調症との決定的な鑑別点は見いだせないのではないかと考えている。鑑別にあたって重要なのは，むしろ患者個人の生きざまであり，そうした生きざまの歴史は思考内容の異常に反映されることが多い。

　そこで，次節より覚せい剤精神病の特徴的な妄想について検討してみたい。

## II　覚せい剤精神病の妄想――「包囲攻撃状況」

最初に，典型的な覚せい剤精神病の症例を提示しておこう。

### 【症例　32歳　男性】

　妻は，症例が半年前より，月に2回くらい，誰も何もいっていないのに，「えっ？」と，誰かの声に耳を傾けるようなしぐさをしたり，寝室や居間の窓から外を覗いたり，「このマンションはおかしい。見張られている」といった言動をすることがあるのに気がついた。一度だけだが，「やられる前にやるぞ」と独り言をいいながら，金属バット片手に近所を徘徊したことも

あった。しかし大抵は，翌日にはぐったりと疲れ切って長時間の睡眠をとれば回復し，会話も成立するようになり，仕事にも支障はなかったという。

しかし妻によれば，3日間の無断外泊から帰宅して数日経過した頃より，症例の様子がこれまでとは比較にならないほど，切迫したものとなったという。症例は，夜，まったく眠ることができなくなり，床に就いてもマンションの外でする些細な物音にも過敏に反応してベッドから飛び起き，ベランダに行って外を確かめてはため息をつく，という行動を，朝方近くまで繰り返すようになったのである。

そしてある深夜，依然として同様の状態を呈していた症例は，興奮を冷まし，不眠に対処するために焼酎を飲んでいた。何杯か飲み干した頃，症例は，唐突に「もうダメだ」と声をあげ，と思うと友人に電話をかけた。事実妻は，症例が受話器に向かって，「『ちょっと待て』じゃねえよ，いい加減にしろ」と怒鳴っている声を聞いている。その後，電話を切った症例は，台所に置いてある包丁をつかむと，半裸のままマンションの部屋を飛び出してしまった。まもなく近隣住民に通報されて，症例は警察に保護され，措置入院となった。なお，電話を受けた友人の話によれば，症例は，「いきなり，『手下を何人も使って俺を見張らせているのを知っているんだぞ』などと，身に覚えのない言いがかりをつけてきた」という。

入院治療によって精神病症状から軽快した後，症例は，入院前の状態ついについて次のように振り返った。「あのとき，『死んでみろ』とか，『殺してやる』とか，『おまえの女房を犯した後に殺すからな』とか聞こえてきた。そのときは幻聴なのか，そうではないのか区別がつかなかった。自分の友人が裏でヤクザ組織とつながっていて，示し合わせて自分のマンションを包囲し，自分や妻を追い込もうとしている気がして，妻を守らなければと必死だった……」。

措置入院になった時点では，この症例の覚せい剤使用歴に関する情報は全くなく，尿検査でも覚せい剤反応はみられなかった。しかし後日，本人自身から，数年前より妻に隠れて覚せい剤を使用していたこと，半年前より使用量，使用頻度が増え，友人やその友人が関係している暴力団から狙われていると思い込んでいたこと，入院の2週間前が覚せい剤の最終使用であったことなどの情報が得られ，診断が確定した。

症例は，覚せい剤使用量・頻度が増える過程で急性中毒性精神病を呈するようになった。当初は，覚せい剤使用中止により二，三日で精神病状態から回復できていたが，そのような状況を繰り返すなかで，おそらくは精神病顕現閾値が低下し，やがて覚せい剤使用間歇期にも精神病状態が持続するようになっていた。そのような経緯から，最終使用からすでに2週間を経過しながらも精神病状態が持続する状況を呈したのだと考えられる。入院直前のアルコール摂取も精神病状態増悪に促進的に作用した可能性があろう。

　この症例には，「自分や自分の家族に危害を加えられる」という迫害妄想が，当初は挿話性に呈するようになり，やがて飲酒を契機としてその妄想は圧倒的な強度をもって症例を襲い，「包丁を手に外へ飛び出す」といった積極的な行動におよぶプロセスが観察される。これは，「包囲攻撃状況」と呼ばれ，迫害妄想に追跡妄想，被害妄想，関係妄想が連なった特殊な状態である。そもそもはBilz[1]によってアルコール幻覚症に特徴的な症状として報告された病態だが，わが国ではむしろ覚せい剤精神病における特徴的な病態として知られてきた。

　福島[5]は，包囲攻撃状況をはじめとする覚せい剤精神病について，進化論的な視点から興味深い考察を行っている。彼によれば，覚せい剤がもたらす覚醒レベルの上昇，知覚的感受性の鋭敏化，活動性，移動性，攻撃性の亢進といったものが，かつての狩猟最終段階にあった人類の復元であるという。すなわち，覚せい剤には，人を，「人類の原型である猿が森の中に住み，自分は採集に従事し，狩猟される側の立場にあった。したがって，周囲の変化，特に自分を捕食する猛獣たちの接近や襲撃に敏感であることが生存の条件」であった時代と同じ状況へと，「先祖返り」させる作用がある。

　しかし，こうした警戒的な態度だけであれば，先に提示した症例のように金属バットを片手に徘徊したり，包丁を片手に外へ飛び出したりすることはなく，むしろ室内で怯えながら息を潜める態度をとるはずである。ところが，覚せい剤精神病を呈する者は，しばしば加害者を攻撃しようとして行動化してしまう。これについて福島[5]は，妄想の「積極態」という概念を提唱している。すなわち，統合失調症の妄想は，「見る」ではなく「見られる」であり，何かを「聴く」のではなく，「話しかけられ，ささやかれる」という受

動的な体験であるが，覚せい剤精神病では，覚せい剤による高揚感や誇大感によって自我が拡張した状態にあり，危険な兆候を先回りして能動的に捉える構えがあるという。このため，同じ迫害妄想を抱いていても，統合失調症患者の場合には，退却という受動的な反応を呈するのに対して，覚せい剤精神病患者の場合には，拡大した自己イメージのせいで，「やられる前にやってやる」という能動的な反応を示しやすい。

このような特徴を持つ覚せい剤精神病における妄想は，当然ながら，さまざまな暴力行動の原因となり得る。事実，わが国の数多くの司法精神医学的研究が，覚せい剤精神病における包囲攻撃状況と暴力犯罪との関係に言及している。たとえば，中田と石井[11]は，覚せい剤精神病における包囲攻撃状況は，まったく無関係な者が突如として殺傷されるという「通り魔的犯行」や，まったく無関係の者の住所に侵入して立てこもるような事件を引き起こしたり，あるいは，自殺目的による放火や逃走目的の無謀運転を呈したりすることも珍しくないと指摘している。この包囲攻撃状況は圧倒的な脅威をもって本人に襲いかかることから，その意味では，市川[7]が指摘したような「シャブボケという自覚がある」という特徴には当てはまらない。

## 乱用者の生活史的背景が「包囲攻撃状況」に与える影響

覚せい剤精神病の妄想に影響を与えているのは，覚せい剤の薬理作用だけではない。実は，乱用者自身の生活背景も無視できない影響を与えているのである。

坂口ら[15]は，覚せい剤精神病の妄想には，乱用者自身の生活史上の「負い目意識」が反映されていると指摘している。一部の例外を除けば，覚せい剤乱用者は誰でも覚せい剤使用が犯罪にあたる行為であることを認識している。しかも，覚せい剤に耽溺するなかで配偶者や友人，同僚に嘘をつき，時には自らが所属する反社会的集団の仲間さえも裏切るという，後ろめたい過去を持つ者は少なくない。そうした「負い目意識」は，迫害・追跡妄想に独特の修飾（「（警察もしくはヤクザに）追い込みをかけられている」「殺し屋に狙われている」など）をして，包囲攻撃状況を準備する。

さらに，包囲攻撃状況を準備するもう一つの生活史的要因として無視で

きないのは，覚せい剤乱用者の猜疑詮索癖（乱用者自身の表現を借りれば，「勘ぐり」）である。これは，顕現閾値以下の精神病準備状態として理解されているが[20]，必ずしも覚せい剤の影響だけによるものとはいいきれない。というのも，覚せい剤使用以前から猜疑的な性格であったと語る覚せい剤乱用者は少なくないからである。

　彼らが猜疑的な性格を持っている原因は，まさにその生活史のなかにある。覚せい剤乱用者の多くが，幼少期に虐待やネグレクト，あるいは，親との離別，親のアルコール問題といった苛酷な体験をしている[10]。こうした状況に繰り返し曝露されてきた子どもは，自己価値に対する深刻な疑念を植え付けられているとともに，持続的な過覚醒状態を呈している。「また殴られるのではないか？」「親から捨てられるのではないか？」「また，父親は酒を飲んで暴れるのではないか？」といった不安に満ちた状況を生き延びる過程で，彼らは自分の身を守るために否応なしに警戒心の強い，猜疑的な性格を定着させているのである。そんな彼らがあるとき覚せい剤と遭遇する。その薬物は，高揚感によって彼らの低い自己評価を瞬間忘れさせてくれる自己治療効果があるが[9]，反面，生来の過覚醒と猜疑的な構えをいっそう強化してしまう。

　包囲攻撃状況には，猜疑的な性格を基盤とし，精神作用物質に修飾された一種の心因反応と理解することができる側面がある。実際，包囲攻撃状況は，重篤な精神病を呈する覚せい剤乱用者で生じやすいかといえば，必ずしもそうとはかぎらない。それどころか，筆者の臨床経験では，むしろ精神病症状が比較的軽い乱用者において見られることが多いという印象がある。典型的症例では，猜疑詮索傾向あるものの，精神病症状を欠く乱用者が，刑務所出所直後という環境変化が著しい状況で，少量の覚せい剤使用やアルコール摂取を契機に，一過性に包囲攻撃状況を呈する，いわばフラッシュバックのかたちをとる。

　包囲攻撃状況にかぎらず，覚せい剤精神病にはこうした心因反応的な要素が関与している病態が存在する。福島[5]は，そのような覚せい剤精神病の臨床類型を「不安状況反応型」と名づけ，Binder の酩酊犯罪の分類[2]における複雑酩酊に相当するものと捉え，通常の精神病状態よりも軽症の病態（「準幻覚」）として位置づけた。

なお，余談ではあるが，筆者自身は，不安状況反応を準幻覚という「格下の」精神病症状と捉えることには異議がある。この不安状況反応＝準幻覚という考え方は，刑事責任能力の鑑定において覚せい剤精神病に罹患する被疑者（もしくは被告人）を「心神喪失」としないための理屈として，しばしば乱用，悪用されている。強調しておきたいのは，不安状況反応による包囲攻撃状況は，たとえ一過性の現象であったとしても，自我に対して圧倒的な力を持っている場合が少なくない，ということである。その意味では，覚せい剤精神病は，不当に重い刑事責任を課されている可能性がある。

## Ⅲ　覚せい剤精神病における嫉妬妄想

覚せい剤精神病の妄想には，他にも生活史的背景の影響が無視できないものがある。「妻が浮気している」などといった嫉妬妄想である。

嫉妬妄想については，アルコール依存症患者にしばしば見られる症状としてよく知られており，すでに斎藤[14]が，その背景には長年の大量飲酒によってもたらされたインポテンツの存在が無視できないことを指摘している。実は，覚せい剤乱用者にも嫉妬妄想が見られることが多く，その場合にも，アルコール依存症患者と同様の心理社会的背景が影響していると思われる症例が少なくない。

覚せい剤は代表的な「セックス・ドラッグ」である。薬理学的には覚せい剤はむしろ性的能力を低下させるはたらきがあるが，おそらくは覚せい剤がもたらす多幸感や高揚感が主観的な性感を高めるものと考えられる。覚せい剤の影響下での性行為の特徴は，しばしば数日間に渡って無断外泊して性行為に耽溺するというパターンをとり，しばしば倒錯的，逸脱的な様相を呈して，覚せい剤使用もエスカレートしやすい。Ellinwood[4]は，精神病顕現の前段階で性的逸脱行動を呈する覚せい剤乱用者が少なくないことを指摘しているが，これはむしろ，セックス・ドラッグとして覚せい剤を用いる際には，どうしても短期間に集中して大量使用となりやすいことが影響していると理解すべきであろう。

いずれにしても，覚せい剤使用によって猜疑詮索傾向が高まったところに，

ここでもやはり心因反応的要素が加重されるわけである。男性の覚せい剤乱用者では，配偶者以外との性行為においてセックス・ドラックとして覚せい剤を使う者が多く，したがって，男性乱用者は，配偶者に対して少なくとも二つの裏切り――「隠れて覚せい剤を使っていること」と「他の女性と浮気していること」――をしていることとなり，これが罪悪感を生み出すことがある。また，覚せい剤の影響下での性行為を繰り返すうちに，覚せい剤を用いない状態では性行為ができなくなり，配偶者との性的接触が途絶えてしまうこともまれではない。こうした事態は，乱用者に「配偶者が離れて行ってしまうのではないか」という不安を芽吹かせる。

その結果，まったく身勝手きわまりない話であるが，男性の覚せい剤乱用者のなかには，自分は何日間も無断外泊をして他の女性と一緒に覚せい剤を使った性行為に耽溺しておきながら，なぜかその間に配偶者に対する嫉妬妄想を発展させている者がいるのである。たとえば，無断外泊から帰宅するなり，配偶者に，「俺が家にいないあいだ，他の男を連れ込んだな！」などと怒声を浴びせかけ，配偶者に対する暴力におよぶわけである。

このような男性覚せい剤乱用者のなかには，覚せい剤を用いて強壮を装い，たえずつま先立ちした生き方をしながら，他方で，実は男性としての自信のなさ，あるいは，配偶者に対する劣等感を抱えている者が多い。彼らは，性行為の際に覚せい剤を用いることで，女性が容易に自分から離れられない状況を作り出し，それによって自己愛を補填し，空想的万能感を維持しようとする。しかし最終的には，皮肉にも「見捨てられ不安」を病的に肥大させる結果となり，それが嫉妬妄想として顕在化するのである。

## おわりに

覚せい剤精神病は時代の変遷とともにその病像を微妙に変化させてきた。たとえば，1950年代の第一次乱用期，メタンフェタミン純度の低いヒロポンが乱用されていた時期には，覚せい剤関連障害の特徴は，「躁うつ病像が最も多く」，「意識障害は認められない」とされていた[18]。しかし，1970年代から始まった第二次乱用期には，違法化による「覚せい剤乱用者の生活

史的負い目」[15]が妄想の内容を修飾し，また，密売組織による純度の高いメタンフェタミンの流通により[8]，主要な病像が「幻覚妄想」へと変化し[16]，「15%にせん妄などの意識障害が生じる」[12]といった指摘もなされた。

　要するに，精神作用物質の純度や法規制という社会の変化は，覚せい剤精神病に確実に影響をおよぼしてきたわけである。本章では，そのことに加えて，乱用者個人の生活史的背景もまた，覚せい剤精神病の症状に無視できない影響を与えており，その影響は妄想のなかに見いだすことができることを指摘した。つまり，中毒性精神病とは，物質，社会，個人との相互作用で生じる，きわめて多次元的な現象なのである。

　すでに述べたように，患者の妄想形成の背後にある個人史を丁寧に読み解く作業は，統合失調症との鑑別診断に有用である。しかし，その作業はただ診断のためにのみ必要とされているわけではない。むしろその作業には，患者との関係性の確立に貢献し，それ自体が治療的な効果がある。そして，そのようにして構築された関係性は，精神病状態からの回復後，患者を，精神病の背後に存在する最も根本的問題――そう，覚せい剤依存症である――の治療に向き合わせる力となるであろう。

## 文　献

1. Bilz, R.: Trinker. Eine Untersuchung über das Erleben und Verhalten der Alkoholhalluzinanten. Enke, Stuttgart, 1959
2. Binder, H.: Über alkoholishe Rausczustande. Schweiz Arch Neuro Psychiatrie 35; 209-236, 1935（影山任佐訳：アルコール酩酊状態．精神医学 24; 855; 999-1125, 1982）
3. Connell, P.H.: Amphetamine Psychosis. Maudsley Monographs No. 5. Oxford University Press, New York, pp.15-36, 1958
4. Ellinwood, E. H., Jr.: Amphetamine psychosis: I. Description of the individuals and process. J. Nerv. Ment. Dis. 144; 273-283, 1967
5. 福島　章：覚せい剤犯罪者の精神能力．福島　章：覚せい剤犯罪の精神鑑定，金剛出版，東京，1994
6. Harris, D., Batki, S. L.: Stimulant psychosis: symptom profile and acute clinical course. Am. J. Addict. 9; 28-37, 2000
7. 市川達郎：覚醒剤中毒の責任能力．臨床精神医学 12; 1107-1112, 1983
8. 加藤伸勝：覚せい剤中毒の病態――昔と今．精神医学 34; 833-838, 1992
9. Khantzian, E. J., Albanese, M. J.: Understanding addiction as self-medication: Finding

hope behind the pain. Rowmam & Littlefield, Lanham, 2008
10. 松本俊彦：薬物依存の理解と援助——「故意に自分の健康を害する」症候群．金剛出版，東京，2005
11. 中田　修，石井利文：覚せい剤中毒性精神病状態における犯罪．法務総合研究所研究部紀要 26; 211-233, 1983
12. 中谷陽二，加藤伸勝，山田秀世ほか：覚せい剤精神病のせん妄と錯乱．臨床精神医学 20; 1937-1944, 1991
13. 尾崎　茂，和田　清，大槻直美：全国の精神科医療施設における薬物関連精神疾患の実態調査．平成20年度厚生労働科学研究費補助金（医薬品・医療機器等レギュラトリーサイエンス総合研究事業）「薬物乱用・依存等の実態把握と「回復」に向けての対応策に関する研究（研究代表者：和田　清）」研究報告書，pp.87-134, 2009
14. 斎藤　学：アルコール依存症と性障害．アディクションと家族 16; 139-144, 1999
15. 坂口正道，中谷陽二，藤森英之ほか：覚醒剤精神病における妄想主題について．精神医学 31; 1021-1029, 1989
16. 佐藤光源，中島豊爾，大月三郎：慢性覚醒剤中毒の臨床的研究．精神医学 24; 481-489, 1982
17. Snyder, S. H.: Amphetamine psychosis: a "model" schizophrenia mediated by catecholamines. Am. J. Psychiatry 130; 61-67, 1973
18. 立津正順，後藤彰夫，藤原　豪：覚醒剤中毒．医学書院，東京，1956
19. Tomiyama, C.: Chronic schizophrenia-like state in methamphetamine psychosis. Jpn. J. Psychiatr. Neurol. 44; 531-539, 1990
20. 和田　清，福井　進：覚醒剤精神病の臨床症状．日本アルコール・薬物医学会雑誌 25; 143-158, 1990
21. Yui, K., Ikemoto, S., Ishiguro, T., et al.: Studies of amphetamine or methamphetamine psychosis in Japan: relation of methamphetamine psychosis to schizophrenia. Ann. NY. Acad. Sci. 914; 1-12, 2000

# 第11章
# 精神科治療薬の乱用・依存
―― 医原性の薬物依存 ――

## はじめに

　薬物依存臨床では，近年，睡眠薬や抗不安薬などの精神科治療薬の乱用が問題となっている。乱用薬剤として多いのは，処方頻度の高さから，ベンゾジアゼピン系，もしくはその近縁薬剤である。

　こうした精神科治療薬乱用の背景には，わが国の精神科医療のあり方が無視できない影響を与えている可能性がある。最近では，わが国の精神科医療に見られる多剤大量療法に対する批判的な報道も増えたが，ある意味で，こうした批判もいささか遅きに失したという印象を拭えない。というのも，この問題は，ダルク（DARC：Drug Addiction Rehabilitation Center）のように地域で薬物依存者支援に携わってきた援助者のあいだでは，精神科治療薬依存患者の増加として，10年以上前より認識されていたからである。

　本章では，精神科治療薬乱用の実態と乱用者の臨床的特徴，さらには，薬物依存臨床から見えてきた精神科医療の問題点について述べたい。

## I　精神科治療薬乱用の実態

### 1．「全国の精神科医療施設における薬物関連精神疾患の実態調査」

　われわれは，わが国における薬物乱用・依存者の実態を把握するために，全国の精神科病床を有する医療施設を対象として，1987年以来隔年で「全国の精神科医療施設における薬物関連精神疾患の実態に関する調査（以下，病院調査）」[9]を実施してきた。この調査は，毎回ほぼ同じ方法論で実施されており，わが国の医療機関における薬物関連障害患者に関する悉皆調査として唯一のものである。

この調査の最新のものは 2010 年に実施されている。2010 年の調査では，全国の精神科病床を有する医療施設 1,612 施設（国立病院機構 44 施設，自治体立病院 139 施設，大学医学部附属病院 83 施設，民間精神病院 1,346 施設）を調査対象施設として実施された。具体的には，2010 年 9 月～10 月の 2 カ月間内に，全国 1,612 の調査対象施設に外来受診もしくは入院した，ICD-10 の「F1：精神作用物質使用による精神および行動の障害」の診断に該当する全患者のうち，問題となっている精神作用物質（主たる薬物）がアルコール以外の者を対象候補者とした。その結果，1,021 施設（回答率 63.3%）から回答が得られ，うち 135 施設（13.2%）から，合計 953 例の薬物関連障害症例が報告された。ここから，同意が得られなかった症例（230 例），および性別，年齢，主たる乱用薬物に関する情報が欠損している症例（52 例）を除外した結果，671 症例（調査期間に調査協力施設に受診もしくは入院した全症例の 70.4%：男性 475 例，女性 196 例）が最終的な分析対象となる薬物関連障害症例となった。

## 2．わが国第 2 位の乱用薬物としての精神科治療薬

　2010 年に収集された薬物関連障害症例 671 例を主たる乱用薬物別に分類したところ，覚せい剤 361 例（53.8%），鎮静薬（睡眠薬・抗不安薬）119 例（17.7%），多剤 57 例（8.5%），有機溶剤 56 例（8.3%），鎮咳薬 20 例（3.0%），大麻 18 例（2.7%），鎮痛薬 12（1.8%），その他 28 例（4.2%）という結果になった。

　この結果が意味することは二つある。一つは，1987 年に本調査が開始されて以来一貫して覚せい剤に次ぐ第 2 位の乱用薬物であった有機溶剤がついにその地位を降り，代わりに鎮静薬がわが国第 2 位の乱用薬物となった，という事実である。図 1 は，本調査における各種の「主たる薬物」が全対象に占める割合の推移を経年的に示したものである。調査実施年によって調査対象施設の回答率や症例総数が異なるので単純な比較はできないが，図 1 からも明らかなように，1993 年以降，有機溶剤を主たる薬物とする症例の割合が年々急激に低下している一方で，鎮静薬を主たる薬物とする症例の割合は緩徐に上昇しつづけ，2008 年調査の時点で，すでに有機溶剤（13.8%）と鎮

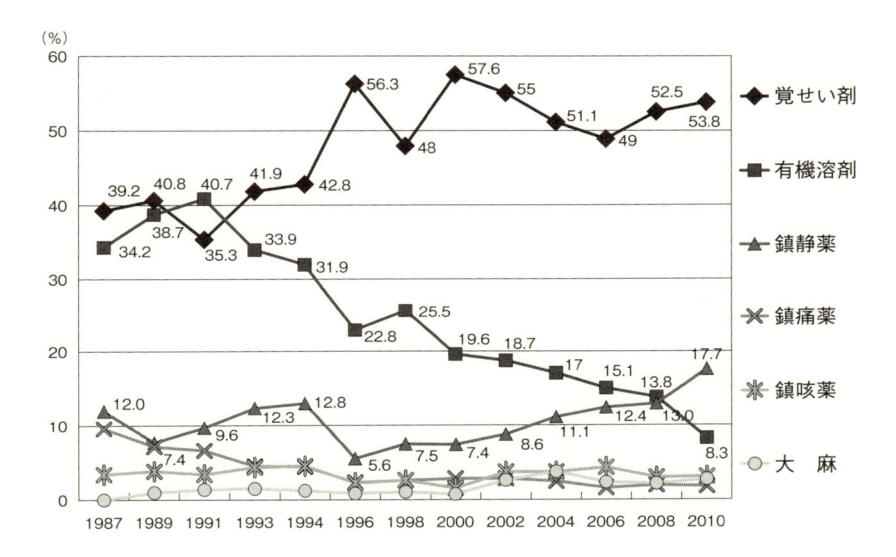

図1　主たる薬物別にみた症例比率（％）の経年時推移

静薬（13.0％）の割合の差が相当に縮まっていたが，2010年調査でついにその順位が入れ替わったわけである。

　もう一つは，精神科医療は薬物依存の問題をいよいよ避けることができなくなった，ということである。これまでわが国の薬物関連障害といえば，覚せい剤や有機溶剤といった規制薬物によるものが中心であり，これらの薬物の場合，使用自体が犯罪を構成する行為であった。このため，薬物誘発性精神病性障害の消退後に残る薬物依存については，司法的問題として治療対象から除外する余地が残されていた。しかし，わが国の薬物関連障害臨床の現場では，司法的対応では解決できない薬物関連障害患者の占める割合が年々大きくなっている。いまや「使用障害（依存ないしは乱用）」を医学的治療の対象とせざるを得なくなっているといえるであろう。

## Ⅱ 精神科治療薬乱用患者の臨床的特徴

### 1．生活背景の特徴

　病院調査のデータを用いて筆者ら[10]は，鎮静薬関連障害患者の臨床的特徴を明らかにするために，一貫してわが国の薬物関連障害臨床の中心的問題である覚せい剤関連障害患者との比較を試みた。その結果，鎮静薬関連障害患者は，さまざまな点で覚せい剤関連障害患者と異なる臨床的特徴を持っていることが明らかにされた。すなわち，鎮静薬関連障害患者は，覚せい剤関連障害患者に比べて，女性の比率が高く，比較的若年であることに加え，暴力団や非行グループとの関係を持つ者，逮捕・補導歴を持つ者が顕著に少なかったのである。これには，鎮静薬が，覚せい剤のような，反社会的集団との交流を介して遭遇する規制薬物ではないことが関係しているのであろう。

### 2．薬物初回使用動機の特徴

　興味深いのは，薬物初回使用動機に関する，鎮静薬関連障害患者と覚せい剤関連障害患者との相違であった（表1）。覚せい剤関連障害患者では，「誘われて」，あるいは，「好奇心・興味から」や「刺激を求めて」という動機から薬物使用を開始していた者が多かったのに対し，鎮静薬関連障害患者では，「不眠の軽減」，「不安の軽減」，「抑うつ気分の軽減」，あるいは「自暴自棄になって」という動機から薬物使用を開始した者が多いという特徴が見られた。このことは，仲間からの圧力や刺激・快楽希求のなかで開始される覚せい剤とは対照的に，鎮静薬の場合には，苦痛や困難の軽減という正規の医学的治療，もしくは一種の「自己治療」[4]として使用が開始された可能性を示唆している。

### 3．診断・状態像の特徴

　鎮静薬関連障害患者と覚せい剤関連障害患者とでは，薬物関連障害に関する最も重要な ICD-10 診断（F1 診断）にも顕著な違いがみられた。覚せい剤関連障害患者の約 67％が精神病性障害もしくは残遺性障害・遅発性精神病

表1 鎮静薬関連障害患者と覚せい剤関連障害患者における
薬物初回使用の動機の比較（複数選択可）

| | 鎮静薬関連障害患者 N=119 | | 覚せい剤関連障害患者 N=350 | | $\chi^2$ | P |
|---|---|---|---|---|---|---|
| | 人数 | 百分率 | 人数 | 百分率 | | |
| 誘われて *** | 9 | 7.6% | 165 | 47.1% | 55.085 | <0.001 |
| 刺激を求めて *** | 2 | 1.7% | 56 | 16.0% | 15.698 | <0.001 |
| 好奇心・興味から *** | 9 | 7.6% | 123 | 35.1% | 30.614 | <0.001 |
| 断り切れずに * | 1 | 0.8% | 23 | 6.6% | 5.257 | 0.022 |
| 自暴自棄になって *** | 19 | 16.0% | 12 | 3.4% | 26.400 | <0.001 |
| 覚醒効果を求めて | 2 | 1.7% | 12 | 3.4% | 0.795 | 0.373 |
| 疲労の軽減 | 5 | 4.2% | 12 | 3.4% | 0.244 | 0.621 |
| 性的効果を求めて | 2 | 1.7% | 13 | 3.7% | 1.023 | 0.312 |
| ストレス解消 | 8 | 6.7% | 23 | 6.6% | 0.037 | 0.847 |
| 抑うつ気分の軽減 *** | 19 | 16.0% | 9 | 2.6% | 30.554 | <0.001 |
| 不安の軽減 *** | 31 | 26.1% | 7 | 2.0% | 73.412 | <0.001 |
| 不眠の軽減 *** | 51 | 42.9% | 2 | 0.6% | 167.309 | <0.001 |
| 疼痛の軽減 | 2 | 1.7% | 3 | 0.9% | 0.670 | 0.413 |
| やせるため | 2 | 1.7% | 3 | 0.9% | 0.670 | 0.413 |
| その他 | 6 | 5.0% | 7 | 2.0% | 3.444 | 0.063 |

* P<0.05, ** P<0.01, *** P<0.001.

性障害を主要な診断としたのに対し，鎮静薬関連障害患者の場合には，その約80%が依存症候群もしくは有害な使用という診断がなされていたのである。このことは，覚せい剤関連障害患者の場合には，「精神病症状」の治療が重要な臨床的課題であるのに対し，鎮静薬関連障害患者の場合には，依存や乱用といった，「使用障害」が重要な臨床的課題であることを意味する。

　こうした診断の違いはそのまま両群の状態像の違いを反映し，最終的には，各乱用薬物の薬理作用の違いを反映している。というのも，鎮静薬には覚せ

い剤のような精神病惹起作用はない。そのため，鎮静薬関連障害の場合，まずは精神病が重要な臨床的課題となる覚せい剤関連障害とは異なり，必然的に最初から「使用障害」の治療が臨床的課題になる。今後，薬物関連障害に占める鎮静薬関連障害の割合が大きくなるにつれ，薬物関連障害の臨床は，「薬物誘発性精神病の治療」から，本来の中心的課題である「薬物使用障害の治療」へと重点が変化していく可能性があろう。

なお，そのような将来において危惧されるのは，わが国には薬物依存の治療ができる医療施設がきわめて少ないという現状である。そもそもわが国の精神科医療関係者のあいだでは薬物関連障害に対する忌避的感情が強く，治療を引き受ける施設自体がきわめて少ないうえに（病院調査でも，調査期間に薬物関連障害患者の受診や入院があったと回答したのは，調査協力施設1,021施設中のわずか13.2％にあたる135施設，全国の有床精神科医療施設全体のわずかに8.4％でしかなった），そのわずかな施設のうち，薬物依存に特化した治療プログラムを実施している施設はさらにごく少数しかない。精神科医療機関における薬物依存治療プログラムの開発と普及が急務といえよう。

### 4．薬物入手経路の特徴

病院調査からは，精神科医療による鎮静薬関連障害発症への関与が示唆される結果も得られた。すなわち，過去1年以内に主な薬物を使用した者における薬物入手経路を検討した結果，覚せい剤関連障害患者では，「密売人（日本人）」もしくは「不明」が多かったのに対し，鎮静薬関連障害患者では，「精神科医」，「身体科医」，「薬局」などといった医療関係者が多く認められ，なかでも，精神科医は，身体科医とのかけもち症例を合わせれば，75％の薬物入手先として同定されたのである（表2）。

もちろん，乱用薬物の入手先としてあげられた精神科医を一方的に責めるのは妥当とはいえない可能性がある。本調査では，鎮静薬関連障害患者の45％に，ICD-10における「F3気分（感情）障害」の併存が認められ，さらには，「F6成人のパーソナリティおよび行動の障害」（25.2％），「F4神経症性障害，ストレス関連性および身体表現性障害」（17.6％），「F5生理的障

表2　鎮静薬関連障害患者と覚せい剤関連障害患者における薬物の主たる入手経路の比較
（過去1年以内の使用があった者のみ，複数選択可）

| | 鎮静薬関連障害患者 N=109 | | 覚せい剤関連障害患者 N=177 | | $\chi^2$ | P |
|---|---|---|---|---|---|---|
| | 人数 | 百分率 | 人数 | 百分率 | | |
| 友人 | 5 | 4.6% | 18 | 10.2% | 0.156 | 0.693 |
| 知人* | 1 | 0.9% | 23 | 13.0% | 5.961 | 0.015 |
| 恋人・愛人 | 0 | 0.0% | 7 | 4.0% | 2.399 | 0.121 |
| 家族 | 2 | 1.8% | 3 | 1.7% | 0.585 | 0.444 |
| 密売人（日本人）*** | 1 | 0.9% | 58 | 32.8% | 19.943 | <0.001 |
| 密売人（外国人） | 0 | 0.0% | 6 | 3.4% | 2.051 | 0.152 |
| 精神科医師*** | 65 | 60.0% | 0 | 0.0% | 225.103 | <0.001 |
| 身体科医師*** | 8 | 7.1% | 0 | 0.0% | 24.148 | <0.001 |
| 精神科・身体科両方の医師*** | 17 | 15.0% | 0 | 0.0% | 52.386 | <0.001 |
| 薬局*** | 8 | 7.3% | 0 | 0.0% | 24.148 | <0.001 |
| インターネット | 0 | 0.0% | 2 | 1.1% | 0.678 | 0.410 |
| その他 | 1 | 0.9% | 0 | 0.0% | 2.097 | 0.085 |
| 不明*** | 1 | 0.9% | 60 | 33.9% | 20.824 | <0.001 |

* P<0.05，** P<0.01，*** P<0.001．

害および身体的要因に関連した行動症候群」（17.6%）の併存も多かった。このことは，鎮静薬の依存・乱用が，先行して発症した精神障害に対する「自己治療」[4]であった可能性も考えられる。このような場合，担当医は，鎮静薬の乱用・依存を認識しながらも，併存精神障害を標的とした薬物療法を継続せざるを得ないことがあり，不本意にも「薬物入手経路」と認定されてしまった可能性も考慮する必要はあろう。

## 5．過量服薬による自殺関連行動との関連

　とはいえ，単独でも自殺の危険因子であるうつ病性障害[7]やパーソナリティ障害[6]を併存する鎮静薬関連障害患者に対し，漫然と鎮静薬を投与しつづけることには危険が伴う。事実，病院調査では，鎮静薬関連障害患者は，覚せい剤関連障害患者に比べて自殺関連行動を呈する者が多く（33.6％ vs. 10.5％），しかも，約半数がそのような自己破壊的行動の手段として「医薬品の服薬」を用いていた。

　このことは，鎮静薬関連障害患者が，単なる薬物乱用・依存者であるだけでなく，自殺行動のハイリスク群でもあり，鎮静薬依存・乱用患者と過量服薬患者は重複する集団である可能性が高いことを示唆している。その傍証としては，われわれ[8]が全国7カ所の物質依存専門医療機関における通院患者を対象とした調査の結果があげられる。その調査では，アルコール・覚せい剤・鎮静薬の各使用障害患者のなかで，M.I.N.I.（Mini International Neuropsychiatric Interview）[15, 17]の自殺傾向やK10[1, 3]の得点が顕著に高かったのは，鎮静薬使用障害患者であった。なお，このわれわれの先行研究でも，鎮静薬使用障害患者の85.7％が，専門医療機関受診以前に一般精神科で治療を受けており，その治療過程で薬物乱用・依存を呈したことが明らかにされている。

　ベンゾジアゼピン系などの睡眠薬・抗不安薬が引き起こしている問題は，薬物乱用・依存だけにはとどまっていないことを認識しておく必要がある。わが国では近年，都市部での精神科診療所数の増加に伴い，向精神薬の過量摂取による自殺企図で救急搬送される患者の数が増加しており[18]，こうした患者の8割近くがベンゾジアゼピン系の睡眠薬・抗不安薬を過量摂取していたという[14]。これらのベンゾジアゼピン系薬剤は，過量摂取による致死性が低い一方で，衝動的な患者の場合には，ベンゾジアゼピンの脱抑制作用により，自傷行為や自殺企図，あるいは攻撃的行動を惹起する可能性がある。すでに廣川ら[2]は，精神科治療下にありながら自殺既遂に至った者の多くが，縊首などの致死性の高い自殺行動におよぶ直前に，ベンゾジアゼピンなどの精神科治療薬を過量摂取していたことを報告し，これによって惹起された脱抑制ないし酩酊状態が自殺行動を促進した可能性を指摘している。

## Ⅲ 乱用リスクの高いベンゾジアゼピン系薬剤

### 1．わが国におけるベンゾジアゼピン処方の現状

　筆者は，今日の精神科医療においてバルビツレート系やブロムワレリル尿素系の睡眠薬を処方するのは，たとえいかなる事情があっても絶対に避けるべきだと考えているが，悩ましいのはベンゾジアゼピンである。そもそもベンゾジアゼピンは，メプロバメート，あるいは，バルビツレート系やブロムワレリル尿素系睡眠薬に比べ，依存性や大量摂取時の安全性において優れていることから，1960年代以降，世界各国において使用されてきた。しかし，早くも1970年代にはジアゼパムをはじめとするベンゾジアゼピン系薬剤の乱用・依存が問題化し[20]，1980年代に入ると常用量依存の問題も指摘されるようになった[5,16]。これらの理由から，今日，欧米では，ベンゾジアゼピンの使用に対しては否定的な意見が優勢である。

　しかし欧米とは異なり，わが国では，ベンゾジアゼピン系薬剤はすべての診療科で広く処方されており，たとえば，1998〜1999年におけるわが国のベンゾジアゼピン系抗不安薬の処方件数は，欧米の6〜20倍にものぼることが指摘されている[12]。しかし，わが国の診療報酬制度や社会資源の現状を考慮すれば，いかなる場合でもベンゾジアゼピンを処方しない診療は，現実離れした理想論といわざるを得ない。実際，乱用・依存を呈さずにベンゾジアゼピンの長期服用によって恩恵を享受している患者は少なくない。現状では，ベンゾジアゼピン系薬剤の投与期間をできるだけ短期とし，乱用・依存の危険性が高い薬剤を避ける努力が必要であろう。

### 2．乱用リスクの高い薬剤同定の試み

　ベンゾジアゼピン乱用・依存を作り出すのを回避するには，何よりもまず，乱用リスクの高い薬剤に関する情報が必要である。一般にベンゾジアゼピンは高力価かつ短時間作用型のものほど依存性があるとされているが，われわれは，そのような薬理学的プロフィール以外の要因も無視できないと考えている。薬物依存臨床の現場では，同程度の力価と作用時間を持つベンゾジア

ゼピン系薬剤が複数存在するものにもかかわらず，乱用者が選択しているのは特定の数種に偏っている。そうした偏りには，ベンゾジアゼピン乱用・依存者間で特定の薬剤の知名度や「ブランド性」だけでなく，医療機関における処方件数の多さも無視できない。

　そこでわれわれは，方法論的な限界を承知したうえでの予備的研究[11]として，前述した病院調査におけるベンゾジアゼピン乱用者139名（ベンゾジアゼピンが主乱用薬物ではない者も含む）の薬剤選択の状況を，単一施設（筑波大学附属病院）での調査結果にもとづく文献的対照群[13]と比較し，処方頻度に比べて乱用頻度が高い短時間作用型ベンゾジアゼピン近縁薬剤（チエノジアゼピン系やシクロピロロン系薬剤も含む）の同定を試みた。

　表3は，ベンゾジアゼピン乱用者139名に認められた乱用ベンゾジアゼピン系薬剤を症例数の多い順に並べたものである。乱用症例が最も多い薬剤は，ベンゾジアゼピン系薬剤であるフルニトラゼパムであり，次いで，トリアゾラム，エチゾラム，ゾルピデムなどの短時間作用型ベンゾジアゼピン系薬剤が続いた。このうち，筑波大学附属病院全ベンゾジアゼピン処方調査で取り上げられたものと同じ8種の薬剤の処方率と比較した。その結果，本研究では，医療機関における処方率に比べてベンゾジアゼピン乱用者による選択率の高い薬剤として，2種類のベンゾジアゼピン系薬剤が明らかになった（表4）。以下にその結果を述べておきたい。

### a．トリアゾラム（商品名：ハルシオン）

　この薬剤は，大学病院精神科，大学病院一般診療科，大学病院全体のいずれとの比較においても，ベンゾジアゼピン乱用者による選択率の方が有意に高率であった。高力価・短時間作用型ベンゾジアゼピンであるトリアゾラムは，かねてより中途覚醒時の健忘や反跳性不眠・不安といった問題とともに依存性が指摘されており，過去の病院調査においてもつねに乱用ベンゾジアゼピンの上位に名を連ねてきた。

　表からも明らかなように，トリアゾラムの問題点についてはすでに処方する医師の側も認識しているのか，精神科と一般診療科のいずれにおいても処方頻度は比較的低い。しかし，それにもかかわらず，乱用者による選択率が高いということは，乱用者側の嗜好性，ないしは，乱用者側がその薬剤を入

表3　乱用されていたBZ系薬剤の種類（N=139；複数回答あり）

| 薬剤の一般名 | 認められた症例数 | 百分率 |
|---|---|---|
| flunitrazepam | 69 | 49.6% |
| triazolam | 45 | 32.4% |
| etizolam | 44 | 31.7% |
| zolpidem | 37 | 26.6% |
| brotizolam | 21 | 15.1% |
| bromazepam | 20 | 14.4% |
| nimetazepam | 15 | 10.8% |
| alprazolam | 14 | 10.1% |
| nitrazepam | 13 | 9.4% |
| diazepam | 12 | 8.6% |
| quazepam | 8 | 5.6% |
| estazolam | 7 | 5.0% |
| cloxazolam | 6 | 4.3% |
| lorazepam | 6 | 4.3% |
| zopiclone | 6 | 4.3% |
| clotiazepam | 3 | 2.2% |
| lormetazepam | 3 | 2.2% |
| clonazepam | 2 | 1.4% |
| ethyl loflazepate | 2 | 1.4% |

BZ, benzodiazepine：網掛けは短時間作用型のbenzodiazepine系薬剤。

手するために何からの積極的な努力や探索行動をとっている可能性が推測される。

### b．ゾルピデム（商品名：マイスリー）

ゾルピデムの乱用者選択率は，大学病院一般診療科と大学病院全体の処方頻度とのあいだでは差が認められなかったものの，大学病院精神科との比較では有意に高かった。ゾルピデムは，シクロピロロン系に分類される薬剤であり，$GABA_A$受容体複合体の$\omega 1$受容体に対する高い選択性により，催眠

表4 8種類の短時間作用型ベンゾジアゼピン系薬剤に関する文献的対照群との比較

| | 対象群 | | | 文献的対照群 | | | | | | | |
|---|---|---|---|---|---|---|---|---|---|---|---|
| | 全国精神科医療施設調査におけるBZ系薬剤乱用症例 (n=139) | | | 筑波大学精神科においてBZ系薬剤が処方された患者 (n=1566) | | | 筑波大学一般診療科においてBZ系薬剤が処方された患者 (n=5211) | | | 筑波大学病院全体でBZ系薬剤が処方された患者 (n=6777) | | |
| | n | (%) | | n | (%) | p-value | n | (%) | p-value | n | (%) | p-value |
| triazolam | 45 | 32.4% | | 136 | 8.7% | <0.001 | 243 | 4.7% | <0.001 | 379 | 5.6% | <0.001 |
| zolpidem | 37 | 26.6% | | 160 | 10.2% | <0.001 | 1729 | 33.2% | 0.120 | 1889 | 27.9% | 0.856 |
| zopiclone | 6 | 4.3% | | 81 | 5.2% | 0.843 | 127 | 2.4% | 0.160 | 208 | 3.1% | 0.329 |
| brotizolam | 21 | 15.1% | | 297 | 19.0% | 0.307 | 1674 | 32.1% | <0.001 | 1971 | 29.1% | <0.001 |
| rilmazafon | 0 | 0.0% | | 65 | 4.2% | 0.009 | 702 | 13.5% | <0.001 | 767 | 11.3% | <0.001 |
| lormetazepam | 3 | 2.2% | | 86 | 5.5% | 0.110 | 26 | 0.5% | 0.038 | 112 | 1.7% | 0.505 |
| etizolam | 44 | 31.7% | | 633 | 40.4% | 0.047 | 1064 | 20.4% | 0.002 | 1697 | 25.0% | 0.094 |
| clotiazepam | 3 | 2.2% | | 80 | 5.1% | 0.150 | 221 | 4.2% | 0.286 | 301 | 4.4% | 0.295 |

p-value for fisher's exact test:

鎮静作用を発揮しながらも，ω2受容体と関連する作用（抗痙攣・抗不安・筋弛緩作用）は弱く，依存形成性も低いとされてきた。しかし，最近のレビュー[19]でも，ゾルピデム乱用・依存・離脱を呈した症例の報告は多数あることが確認されている。

### c．その他の薬剤について

ロルメタゼパム（商品名：エバミール）は，ゾルピデムとは反対に，大学病院一般診療科における処方率とのあいだでのみ選択率が高かったが，乱用者における選択件数と大学病院一般診療科での処方件数はいずれも少なく，現時点ではあくまでも参考情報として受け止めておくべきだろう。一方，ブロチゾラム（商品名：レンドルミン）とリルマザルホン（商品名：リスミー）は，医療機関における処方率に比べてベンゾジアゼピン乱用者における選択率の低い薬剤として同定されたが，これらのベンゾジアゼピン系薬剤に対する乱用者選択率が低い理由が，薬理学的プロフィールにあるのか知名度にあるのかは不明である。また，エチゾラム（商品名：デパス）については，乱用者選択率は大学病院精神科の処方率よりは低いものの，一般診療科よりは高いという結果であり，その解釈に苦慮するところである。とはいえ，過去の病院調査でもつねに乱用薬剤の上位にあることから，今後も慎重に乱用実態の推移を注視していく必要があるように思われる。

最後にフルニトラゼパム（商品名：ロヒプノール，サイレース）にも触れておきたい。文献的対照群にはフルニトラゼパムに関する情報がなかったので，この比較検討の対象とはならなかったが，この薬剤がトリアゾラムを大きく上回る乱用頻度の高いベンゾジアゼピン薬剤であることを忘れるべきではないであろう。事実，海外では，その健忘惹起作用が犯罪に悪用される事件が多発した結果，現在，米国ではスケジュールIVの麻薬指定を受けている。

## おわりに

繰り返しになるが，いまや睡眠薬や抗不安薬はわが国第2位の乱用薬物であり，乱用患者の75％が精神科医から「薬物」を入手している。だが，こういった事態は昨日今日始まったことではない。すでに10年以上前より，

当時，薬物依存専門病院に勤務していた筆者は，ダルクの職員から，「なぜ精神科医は，患者が何か訴えるたびに薬を増やすのか？　おかげでうちの施設利用者は，せっかく覚せい剤をやめられたのに，今度は処方薬でおかしくなっている。精神科医は『白衣を着た売人』だ」という耳の痛い批判を再三聞かされてきた。われわれ精神科医はなんとしてもこの汚名を払拭しなければならないし，「乱用するのはパーソナリティ障害の患者だけだ」などといった，患者の個人病理のみに責任転嫁する，よくあるタイプの弁明を許してはならない。

　精神科医療関係者は，現代の精神科医療がそれ自体「薬物依存」促進的な機能を持っていることを自覚する必要がある。ここでは，最後に，そのことを示すエピソードを二つほど紹介したい。

　一つ目のエピソードは，精神科外来でのものである。不安を訴える患者が来院し，担当医はひとまずベンゾジアゼピン系の抗不安薬を処方する。翌週，患者は再診し，「先生のくださったあのお薬，よく効いて気持ちが楽になりました」と話す。すると，担当医は，「そうですか，それはよかった。では，今日も同じお薬を出しておきますね。次は２週間後にまた来てください……」と応える。

　このやりとり，何かが決定的に間違っている。症状に圧倒されているときには自分の生活をふりかえる余裕などなかろうが，症状が落ち着いた今だからこそ，不安の背景にある現実的な困難について話し合い，根本的な解決を目指すべきである。しかし実際には，ただ漫然とベンゾジアゼピンが処方され続けている場合が少なくない。

　もう一つのエピソードは，ある精神科病棟でのものである。夜勤帯に入院患者が不安を訴えてナースステーションを訪れる。すると，看護師がろくに話も聞かずに医師から不安時頓服薬として指示された，第一のベンゾジアゼピンを患者に手渡す。15分後，患者は再びやってくる。「まだ不安です」。今度は別の看護師が，面倒くさそうに肩をすくめながら第二のベンゾジアゼピンを手渡す……。

　一体，この頓服薬は誰のためのものであろうか？　患者のため？　そうではあるまい。これは，夜勤帯の手薄な体制のなかで，看護スタッフが疲弊し

ないためのもの，あるいは，当直医が呼び出されないためのものである。当の患者は，誰にも不安の背景について尋ねられることもなく，入院を通じてすっかり「ベンゾジアゼピン漬け」となる。

　近年，精神科診療所数と精神科通院患者数は確実に増加しており，さらに自殺対策のなかで展開されている啓発活動がこれに拍車をかけている可能性がある。皮肉な見方をすれば，睡眠薬や抗不安薬といった「依存性薬物」の使用経験者は年々増えているわけである。しかも，2008年に向精神薬処方日数に対する規制が緩和されたことにより，患者が一度に多量のベンゾジアゼピン系薬剤を入手する機会も増えた。

　筆者はこうした事態への対策として，「ベンゾジアゼピンの依存性に関する卒前・卒後教育の強化」などといった，おきまりの提言だけでは生ぬるいと考えている。すでに患者は多数存在するのである。専門的な治療体制を整備し，医療のなかで生じた薬物依存を医療が責任をもって回復させる必要があることを強調したい。

## 文　献

1. Furukawa, T.A., Kessler, R.C., Slade, T., et al.: The performance of the K6 and K10 screening scales for psychological distress in the Australian National Survey of Mental Health and Well-Being. Psychol. Med. 33; 357-362, 2003.
2. 廣川聖子，松本俊彦，勝又陽太郎，ほか：死亡前に精神科治療を受けていた自殺既遂者の心理社会的特徴：心理学的剖検による調査．日本社会精神医学会雑誌 18; 341-351, 2010.
3. Kessler, R.C., Barker, P.R., Colpe, L.J., et al.: Screening for serious mental illness in the general population. Arch. Gen. Psychiatry 60; 184-189, 2003.
4. Khantzian, E.K.: Self-regulation and self-medication factors in alcoholism and the addictions: Similarities and differences. In Galanter, M., Eds.: Recent Developments in Alcoholism, pp.251-277, Plenum, New York, 1990.
5. Lader, M., Petursson, H.: Benzodiazepine derivatives, side effect and dangers. Biol. Psychiatry 16; 1195-1201, 1981.
6. Linehan, M.M., Shireen, L.R., Welch, S.S.: Psychiatric aspects of suicidal behavior: Personality disorders. In Hawton, K., van Heeringen, K., Eds. :The International Handbook of Suicide and Attempted Suicide, pp.147-178, John Wiley & Sons, Chichester, 2006.
7. Lonnqvist, J.K., Henriksson, M.M., Isometsa, E.T., et al: Mental disorders and suicide

prevention. Psychiatry. Clin. Neurosci. 49; Suppl 1: S111-116, 1995.
8. 松本俊彦, 松下幸生, 奥平謙一, ほか：物質使用障害患者における乱用物質による自殺リスクの比較——アルコール, アンフェタミン類, 鎮静剤・催眠剤・抗不安薬使用障害患者の検討から. 日本アルコール・薬物医学会誌 45; 530-542, 2010.
9. 松本俊彦, 尾崎 茂, 小林桜児, ほか：全国の精神科医療施設における薬物関連疾患の実態調査. 平成 22 年度厚生労働科学研究費補助金医薬品・医療機器等レギュラトリーサイエンス総合研究事業「薬物乱用・依存等の実態把握と再乱用母子のための社会資源等の現状と課題に関する研究（研究代表者 和田清）」分担研究報告書, pp.89-115, 2011.
10. 松本俊彦, 尾崎茂, 小林桜児, ほか：わが国における最近の鎮静剤（主としてベンゾジアゼピン系薬剤）関連障害の実態と臨床的特徴——覚せい剤関連障害との比較. 精神神経学雑誌（印刷中, 2011 年 12 号掲載予定）
11. 松本俊彦, 嶋根卓也, 尾崎茂, ほか：乱用・依存の危険性の高いベンゾジアゼピン系薬剤同定の試み：文献的対照群を用いた乱用者選択率と医療機関処方率に関する予備的研究. 精神医学（印刷中）
12. 村崎光邦：わが国における向精神薬の現状と展望——21 世紀をめざして. 臨床精神薬理 4; 3-27, 2001.
13. 中島正人, 本間真人, 五十嵐徹也, ほか：ベンゾジアゼピン系薬剤の処方実態調査. 医療薬学 36; 863-867, 2010.
14. 大倉隆介, 見野耕一, 小縣正明：精神科病床を持たない二次救急医療施設の救急外来における向精神薬加療服用患者の臨床的検討. 日本救急医学会誌, 19; 901-913, 2008.
15. Otsubo, T., Tanaka, K., Koda, R. et al.: Reliability and validity of Japanese version of the Mini International Neuropsychiatric Interview. Psychiatry. Clin. Neuroscience 59; 517-526, 2005.
16. Rickels, K., Case, W.G., Downing, R.W., et al.: Long-term ジアゼパム therapy and clinical outcome. JAMA, 250; 767-771, 1983.
17. Sheehan, D.V., Lecrubier, Y., Sheehan, K.H. et al.: The Mini International Neuropsychiatric Interview（M.I.N.I.）: the development and validation of a structured diagnostic psychiatric interview for DSM-IV and ICD-10. J. Clin. Psychiatry 59; 22-33, 1998.
18. 武井明, 目良和彦, 宮崎健祐, ほか：総合病院救急外来を受診した過量服薬患者の臨床的検討. 総合病院精神医学 19; 211-219, 2007.
19. Victorri-Vigneau, C., Dailly, E., Veyrac, G., et al.: Evidence of ゾルピデム abuse and dependence: results of the French Centre for Evaluation and Information on Pharmacodependence（CEIP）network survey. Br. J. Clin. Pharmacol., 64: 198-209, 2007.
20. Woody, G.E., O'Brien, C.P., Greenstein, R.: Misuse and abuse of ジアゼパム : an increasingly common medical problem. Int. J. Addict. 10; 843-848, 1975.

# 第12章
# 摂食障害と「やせ薬」乱用

## I　得体の知れない「クスリ」と摂食障害

　摂食障害患者のなかには，医療者の知らないところでさまざまな「クスリ」を服用している者が珍しくない。患者の家族から，「うちの娘，こういったクスリを飲んでいるんですけど，大丈夫でしょうか？」と相談を持ちかけられ，そこで初めて大量の錠剤や粉末を目の当たりにして愕然とする。摂食障害患者の治療をしていると，こういった場面にときどき遭遇するものである。それでも，何とか気を取り直して家族が持参したクスリを調べてみると，他科から処方された緩下剤，利尿剤，各種漢方薬，甲状腺末，あるいは市販の感冒薬や鎮痛薬，カフェイン剤，さらには，インターネットを通じて購入したというサプリメント類や各種健康食品まで，そこには実に多岐にわたるクスリがある。もちろん，どう控えめに見ても，医学的に必要のないものばかりである。

　この大量の「クスリ」の大半は，彼女たちの「やせること」に対する執念，ならびに，「肥満すること」に対する不安の産物である。仮にもこれらの「クスリ」の服用を禁じたり，他科医に連絡して「もうこれ以上処方しないで欲しい」などと要請しようものならば，患者は敵意むき出しの表情で医療者をにらみつけるにちがいない。「私に死ねっていうんですか!?」。はっきりそういわれたこともある。とはいえ，こうしたクスリは彼女たちの不安をいくらか緩和するかもしれないが，同時に摂食障害の病態を複雑化・難治化させ，ひいては身体の致死的な衰弱を招きうるものである。

　もっとも，医療者側がそうした「クスリ」の成分・効能・副作用を理解できている場合はまだよい。近年では，医療者がいくら注意を払っていても，続々と登場する新商品に対して医療者側の知識が追いつかない，というのが

実情ではなかろうか。

さて，本章では，近年問題となった「やせ薬」のうち，摂食障害患者が乱用する可能性のあるものをとりあげる。以下に，薬理作用別にやせ薬の説明をしていきたい。

## II　中枢性食欲抑制薬

食欲に関係する脳内モノアミン系には，アドレナリン受容体系，ドパミン受容体系，セロトニン受容体系，ヒスタミン受容体系の四つが知られているが，中枢食欲抑制剤はこれらの系に直接に作用して効果を発揮する。

### 1．メタンフェタミン methamphetamine

わが国における覚せい剤の代表的な成分であり，ドパミン受容体系に作用して強力な食欲抑制効果を発揮する。しかし反面で，薬理効果の消退時には反跳性の食欲亢進を呈して過食が誘発されやすいという特徴を持つ。高度な依存性と精神病惹起危険性があり，わが国では覚せい剤取締法により使用や所持などが規制されている。

わが国の物質使用障害の女性患者のなかで，摂食障害の併存率が最も高いのはどの物質かといえば，それは覚せい剤であり，摂食障害の併存率は37％にものぼる[11]（表１）。その食欲抑制作用を考えれば，やせ願望や肥満恐怖を持つ者がやせ薬として覚せい剤を選択している可能性が強く疑われる。同様の傾向は海外の研究でも確認されており，さまざまな物質の乱用者のなかでも，特にコカインやアンフェタミンといった中枢刺激薬の乱用者で摂食障害の併存率が高いことが明らかにされている[3,15]。

わが国における摂食障害を併存する覚せい剤使用障害患者は，比較的高学歴で非行・犯罪歴がなく，有機溶剤やマリファナなどの他薬物の乱用を経ずに，最初からいきなり覚せい剤を使用するという点で，従来の覚せい剤使用障害患者とは異なる生活背景を持っている[8]。彼女たちには静脈注射よりも加熱吸煙による覚せい剤使用を好むという特徴があることを考えれば，1990年頃に登場した加熱吸煙法という新しい摂取経路[10]が，覚せい剤をやせ薬

表1 女性物質使用障害患者における主乱用物質ごとの摂食障害合併率
(文献11より一部改変して引用)

| 主乱用物質の種類 | 当該物質使用障害患者数 (%：当該物質使用障害患者／全物質使用障害患者数) | 摂食障害併存患者数 (%：摂食障害併存者／各物質の使用障害患者数) |
| --- | --- | --- |
| Alcohol | 97 (44.3) | 18 (18.8) |
| Methamphetamine | 73 (33.3) | 27 (37.0) |
| Toluene | 21 (9.6) | 2 (9.5) |
| Benzodiazepine | 11 (5.0) | 4 (36.4) |
| 市販鎮咳・感冒薬 | 5 (2.3) | 2 (40.0) |
| 市販鎮痛薬 | 3 (1.4) | 1 (33.3) |
| Marijuana | 3 (1.4) | 0 |
| 多剤 | 3 (1.4) | 1 (33.3) |
| Methylphenidate | 2 (0.9) | 2 (100) |
| Butane | 1 (0.5) | 0 |
| 合計 | 219 (100) | 57 (26.0) |

としてより身近なものとした可能性がある。

　こうした患者の場合，逮捕や精神病状態を契機として覚せい剤を断っても，やせ願望や肥満恐怖があるかぎり体重コントロール目的から他の物質へと乱用が移行することが少なくない[8]。覚せい剤断薬後に乱用されることの多いのは，メチルフェニデート，もしくは，市販感冒薬・鎮咳薬（メチルエフェドリンを含有）などの食欲抑制作用成分を含有する薬剤である。要するに，これはやせ願望を背景とした薬物探索行動なのである。そして，このような患者に対しては，薬物依存に対する治療を提供するだけでなく，併存する摂食障害に対しても介入しなければ，物質使用のコントロールは容易ではない。

## 2．メチルフェニデート methylphenidate（リタリン Ritalin®）

　メタンフェタミンと同じく，ドパミン受容体系に作用して食欲抑制効果を発揮するが，高度な依存性と精神病惹起危険性がある。かねてよりインターネットなどを介した不正販売や不正譲渡が問題となっていたが，2007年9月の都内精神科クリニックでの不正処方告発を機に，10月には製薬会社（ノ

バルティス・ファーマ）よりリタリン®の適応症からのうつ病の削除が申請され，厚生労働省により承認された[7]。また，2008年1月からは，第三者委員会であるリタリン流通管理委員会のもとで，あらかじめ登録された医師，医療機関，薬局以外の処方・調剤を認めないという方法で，流通の規制が行われることになった。

尾崎らの2002年度全国精神科病院調査（薬物使用経験患者877例，うち女性228例）[12]では，メチルフェニデート使用経験のある女性患者2例中1例に摂食障害が認められており，松本ら[11]による1施設の依存症専門病院における調査では，女性メチルフェニデート使用障害患者2例中2例に摂食障害が併存していた（表1）。いずれも少数サンプルにもとづくデータであるために限定的な知見にとどまるが，メチルフェニデートについても，摂食障害に対する親和性があると理解しておいた方がよいであろう。

### 3．エフェドリン ephedrine・マオウ・メチルエフェドリン methylephedrine

覚せい剤の原材料であるとともに，マオウ科の植物の地上茎を乾燥した生薬「マオウ（中国名：麻黄）」の主成分であり，ドパミン受容体系に作用して食欲抑制効果を発揮する。生薬「マオウ」は，鎮咳去痰薬として防風通聖散，麻黄湯，葛根湯といった漢方薬に含まれており，これらは乱用される可能性がある。また，意外に知られていないことだが，近年のメタボリック・シンドローム予防の気運のなかで，「内臓脂肪を燃焼させる薬」として売り上げを伸ばしている市販薬「ナイシトール®」にもマオウが含有されている。摂食障害患者にとって入手しやすいやせ薬となることが危惧される。

米国では，1990年代にマオウを主成分とする市販ダイエット薬「エフェドラ Ephedra®」が社会問題化していた。最終的には，エフェドラ®服用下での運動時に心筋梗塞や脳卒中などの健康被害が続出したことを受けて，2003年，米国食品医薬品局（FDA）はエフェドラ®の販売を禁止するに至っている[14]。わが国の依存症専門医のホームページ[1]によれば，少なくともFDAの規制以前には，個人輸入によって国内でもエフェドラ®が流通し，少なくない摂食障害患者がこれを乱用していたようである。

またメチルエフェドリンは，血液脳関門をほとんど通らないとされてい

るが[6]，鎮咳・去痰薬として，ジハイドロコデイン dihydrocodeine，クロルフェニラミン chlorepheniramine，カフェインなどとの合剤として，多くの市販感冒・鎮咳薬に含有される物質である．こうした合剤では，弱いながら存在するジハイドロコデインの依存形成性が，抗ヒスタミン作用を持つクロルフェニラミンによって増強されることが確認されており[13]，1980年代に流行した市販鎮咳薬「ブロン®」に代表されるように，社会問題化する可能性を潜在させている物質である．さらに，依存に陥ることによって，結果的にメチルエフェドリンを大量に摂取すれば，一定の食欲抑制作用が発現する可能性がある．現に，われわれの調査でも5名の女性の市販感冒・鎮咳薬使用障害患者5名中2名に摂食障害が認められており，摂食障害との親和性が高い可能性がある[11]．

## 4．マジンドール mazindol（サノレックス Sanorex®）

アドレナリン受容体系を増強することで効果を発揮する中枢性食欲抑制薬である．わが国では麻薬及び向精神薬取締法（以下，麻向法）によって第三種向精神薬として規制されているが，BMI（Body Mass Index）35以上，もしくは肥満度+70%以上の高度肥満症に対しては，最大量1.5mg/日で3カ月を限度として保険適応がある．副作用としては口渇，便秘，悪心・嘔吐，睡眠障害が知られ，覚醒作用はほとんどないとされているが，イヌ投与例では幻覚様の異常行動が認められていることから，精神病発現の危険性がないといい切ることはできない[4]．

この薬剤は，1992年の販売開始直後より，美容外科などの自由診療のなかでダイエット薬として処方されてきた経緯があり，最近になってその不正処方の告発が報道されるようになった．いまのところ，摂食障害臨床ではまださして問題となっていないようだが，食欲抑制作用に関する耐性上昇が著明であることから，摂食障害患者が使用した場合には短期間で乱用に陥る可能性がある．注意を払う必要があるだろう．

## 5．フェンフルラミン fenfluramine

セロトニン受容体系に作用して効果を発揮する中枢性食欲抑制薬であり，

わが国では麻向法による規制対象薬物である。フェンフルラミンおよびその類似薬物であるフェンテルミン phentermine の乱用により急性精神病を呈した摂食障害事例の報告[2]があることからも分かるように，精神病を惹起する危険性がある。わが国では，1996 年に瘦身を目的とした中国製健康茶を摂取した結果，肝障害や死亡事故などの深刻な健康被害が発生し，それらの食品のなかからフェンフルラミン fenfluramine が検出されたことから，全国的に自主回収や販売中止などの措置がとられた[7]。さらにその後，中国製健康食品からフェンフルラミンだけでなく，フェンフルラミンに -NO 基をつけた物質が高濃度検出される事例まで出現し，やはり同様の健康被害が発生している[7]。

## 6．シブトラミン sibutramine

アドレナリン系・セロトニン系の中枢食欲抑制薬であり，日本では現時点では未承認の医薬品である。しかし，米国や英国，ドイツなどではすでに認可されており，「メリディア Meridia®」または「リダクティル Reductil®」という商品名で売られている[4]。薬理作用の特性から，MAO 阻害薬やセロトニン選択性再取込阻害薬との併用により，心血管系に重篤な健康被害をもたらす可能性があり，フランスではその効果よりも有害事象を重く見て，2006 年に販売を禁止している。わが国では，シブトラミンを含有するダイエット食品がインターネットで販売されていたことがあり，現在もなお販売されている可能性がある。

## 7．カフェイン

カフェインが持つ食欲抑制効果は，それ単独では「やせ薬」となりうるほど強力なものではない。しかし，コーラのようなカフェイン含有飲料の場合，炭酸がもたらす胃部膨満感や甘味もあいまって，食欲を抑制することが期待できる。また，薬局などでカフェイン錠などを入手し，大量に摂取した場合にも，食欲抑制作用が得られるかもしれない。さらに，他の中枢性食欲抑制剤を増強することで効果を発現する可能性がある。聞いたところによれば，カフェインを摂取して運動すると脂肪の燃焼が促進されると謳った，

「カフェインダイエット」なる減量法も提唱されているという。

## III 消化吸収阻害薬

### 1．脂肪吸収阻害薬

　オルリスタット orlistat（ゼニカル Xenical®）は，食物中の中性脂肪を分解する酵素である膵リパーゼを強く阻害し，脂肪を糞便中に排泄することで減量を達成する，というわが国では未承認の肥満治療薬である。副作用としては突然の便意や排便を伴う放屁，脂肪便が報告されており，脂溶性ビタミンなどの吸収不良症候群の可能性が危惧されている[4]。

　ゼニカル®の作用を緩和にした薬剤として米国にはアリ Alli®があり，運動との併用で5～10%の減量が可能といわれている。最近，FDAはこのアリ®を市販薬として店頭販売を認可した[14]。個人輸入やインターネットを介した購入によって，わが国でも使用される可能性がきわめて高いといえるであろう。

### 2．糖質吸収阻害薬

　アカルボース acarbose（グルコバイ Glucobay®）やボグリボース voglibose（ベイスン Basen®）はα-グルコシダーゼ glycosidase 阻害薬であり，現在は食後過血糖改善薬として糖尿病に対して処方されている薬剤である。作用機序からいえば，糖質の吸収阻害によって抗肥満薬の効果を持つはずであるが，実際には，これらの薬剤の吸収阻害作用は強いものではない[4]。

## IV 代謝促進薬

### 乾燥甲状腺・甲状腺ホルモン（甲状腺末）

　乾燥甲状腺は，ウシ，ブタ，ヒツジの甲状腺から脂肪を取り除き，乾燥して粉末にしたものであり，甲状腺機能低下などの治療に用いる医薬品であるが，わが国では1960年代より体重減少目的で乱用されてきたことからも分かるように，古典的なやせ薬といってよい。過剰摂取によって心悸亢進や発

汗といった甲状腺機能亢進症様症状，あるいは肝機能障害，無月経，精神異常などの副作用が出現する。

わが国では，2002年に中国製健康食品で死亡例を含む多くの健康被害が続出した際に，健康食品内に甲状腺末が含まれていたことが明らかにされている。その意味で，意図せず摂取・乱用となってしまう危険性がある[7]。

## V その他のやせ薬

### 1．利尿剤

フロセミド furosemide（ラシックス Lasix®）は強力な利尿作用を持っており，心不全・腎不全の治療薬として認可されている。しかし，「顔や下腿のむくみ」を訴えて内科医から入手する摂食障害患者はいまだに後を絶たず，他科医が摂食障害の病態と治療に関する知識を持つことが切望されている。また，インターネット上にはフロセミドの個人輸入を代行するサイトも存在するらしく，その意味では他科医に対する啓発だけでは対策として不十分といえよう。

フロセミドの乱用は，深刻な電解質異常や脱水，内分泌異常を惹起し，致死的な結果をもたらしうるだけに，注意が必要である。

### 2．緩下剤

緩下剤の多はセンノサイド sennoside A・B を含有しており，同じ成分を含有する生薬としてダイオウ（大黄）がある。緩下剤は市販されていることもあり，かねてより摂食障害患者によって乱用されてきた経緯がある。最近では，「ダイエット茶」などと標榜されて店頭販売，もしくは通信販売されている健康食品のなかに，センナ葉を含有するものがある[7]。また，こうした健康食品のなかに，同じく緩下剤としての作用を持つフェノールフタレイン phenolphthalein が含有されていることもある。

### 3．催吐剤

催吐剤を乱用した摂食障害といえば，イカペックシロップを乱用した末に

1983年に死亡した，米国の兄妹デュオ「カーペンターズ」の女性歌手カレン・カーペンター Karen Carpenter が思い起こされるが，わが国では摂食障害患者による催吐剤乱用はまれである．

しかし，われわれの印象では，催吐剤の代用品としてアルコールを乱用する患者は意外に多いという気がする．すでにわれわれは，摂食障害を伴う女性のアルコール使用障害患者の場合，その摂食障害の大半が排出行動を伴う下位病型（神経性無食欲症，むちゃ食い・排出型もしくは神経性大食症，排出型）であることを明らかにしているが[11]．そうした患者のなかには，自己誘発嘔吐を容易にする補助薬としてアルコールを用いている者がいる．摂食障害患者の飲酒行動は，たんにアルコール使用障害の併存というだけでなく，自己誘発嘔吐補助薬としての乱用という視点からも検討してみる必要がある．

## VI 脱法やせ薬——不健康な「健康」食品

近年，メタボリック・シンドローム予防に関する啓発とともに，人々のダイエットに対する関心はますます高まっている．こうした気運を追い風にして，デパートの健康食品売り場，あるいは女性雑誌やインターネット上の広告には，「無理をせず簡単にやせられる」と標榜した，さまざまなダイエット関連の健康食品に関する情報があふれている．そうした商品は，「健康茶」「減肥茶」など銘打って販売され，あるいは，サプリメントとしてカプセルや錠剤の形で販売されていたりもする．

こうした商品はすべからく疑ってかかるべきである．その有効性が話題になっている商品は特にあやしいと考え，表示成分の以外に，フェンフルラミン，マジンドール，乾燥甲状腺などの医薬品，あるいはセンナやマオウなどの生薬が混入されている可能性をつねに念頭におく必要がある．こうした行為は薬事法（フェンフルラミンとマジンドールについては麻向法にも）に抵触するれっきとした犯罪であり，たとえ微量の混入であったとしても，「やせ」にとらわれた摂食障害患者であれば，それこそとり憑かれたように大量に摂取する危険性がある．

ちなみに，厚生労働省によれば，2006年7月時点までで，中国製のダイ

エット健康食品である「御芝堂減肥こう嚢」「せん之素こう嚢」「茶素減肥」の三商品だけでも，肝障害176事例（入院137事例，死亡3事例），甲状腺障害52事例（入院4事例），詳細不明の障害97事例（入院8事例）という深刻な健康被害が報告されている[7]。参考までに，2007年3月13日時点における，医薬品が検出された健康食品事例の一覧を表2に掲げておく[7]。

## おわりに——なぜ「やせ薬」が問題なのか？

　摂食障害患者は本質的に「クスリ」好きである。卑近な例をあげれば，彼女たちの多くが喫煙や飲酒の習慣を持っている。なかには，食事もろくにとらずに，やたらとゼロカロリー・コーラのペットボトルをあおっては日常的に大量のカフェインを摂取している者も珍しくない。不食による飢餓状態はニコチンやカフェインといった物質摂取を促進するといわれており，「ダイエットすること」と「クスリを摂取すること」とのあいだには，正常範囲内のものから病理的水準まで，連続的かつ密接な関係がある[7]。加えて，摂食障害患者は，「やせる」ためには手段を選ばないところがあり，目的成就のためには，規制薬物に手を染めることにさえいとわないのは，覚せい剤の項で触れたとおりである。

　なぜ「やせ薬」が問題なのであろうか？　薬事法や麻向法といった法令に抵触し，健康被害の危険性があるからか？　それもそうだが，摂食障害患者についていえば，それだけでは足りない。先行研究は，「やせ薬」としての作用を持つコカインや覚せい剤を乱用すればかえって過食は悪化し[5,8]，物質使用や排出行動が続くかぎりは食行動異常が改善しないことを明らかにしている[16]。

　要するに，今回紹介したさまざまなやせ薬は，いずれも摂食障害そのものからの回復を阻む要因である。だからこそ，摂食障害の専門家には，この種のあやしいやせ薬の乱用をただちに察知できるだけの知識が求められるといえよう。

表2　医薬品成分が検出された製品リスト（平成19年3月13日現在）
（厚生労働省ホームページ [文献6] より転載）

| No | 製品名 | 甲状腺ホルモン含有 | フェンフルラミン含有 | N-ニトロソフェンフルラミン含 | その他 |
|---|---|---|---|---|---|
| 1 | 御芝堂減肥こう嚢 | ○ | ○ | ○ | 製品パッケージ上の「効能」：減肥シブトラミン含有 |
| 2 | せん之素こう嚢（ラヴィータ2000スリム1） | ○ | ○ | ○ | |
| 3 | 茶素減肥 | ○ | ○ | ○ | |
| 4 | 思てぃ消はん健美素（シティング，スティング，SITING） | ○ | | | |
| 5 | 美麗痩身 | ○ | | | |
| 6 | チャレンジフォーティワン（Challenge forty One） | ○ | | | |
| 7 | オロチンチャス（茶素こう嚢） | ○ | ○ | ○ | |
| 8 | COMET ［黒・金文字記載の2種類あり］ | ○（黒色） | ○（金色） | ○（金色） | |
| 9 | 千百潤痩身 | ○ | | | |
| 10 | ハイパータイト | ○ | | | |
| 11 | 盐酸芬氟拉明片 * (Kantan Diet. No1) | | ○ | | |
| 12 | 蘭樹（LANSHU） | | ○ | ○ | |
| 13 | 躰葉（ボディパ） | | ○ | ○ | |
| 14 | せん尓秀こう嚢 | | ○ | | |
| 15 | 華北痩美 | | ○ | ○ | |
| 16 | ダイヤモンドスリム（Diamond Slim） | | | ○ | |

表2 医薬品成分が検出された製品リスト（平成19年3月13日現在）
（厚生労働省ホームページ [文献6] より転載）（つづき）

| No | 製品名 | 甲状腺ホルモン含有 | フェンフルラミン含有 | N-ニトロソフェンフルラミン含 | その他 |
|---|---|---|---|---|---|
| 17 | 新思てぃ消はん健美素（ニューシティング，ニュースティング，NEW SITING） | ○ | | ○ | |
| 18 | ビューティーシェイプ | | | ○ | |
| 19 | 御芝堂清脂素 | ○ | ○ | | シブトラミン含有 |
| 20 | 軽身楽牌減肥こう嚢 | | ○ | ○ | 製品パッケージ上の「効能」：減肥 |
| 21 | 軽身楽減肥こう嚢［青色，黄色カプセルあり］ | ○（青色） | ○（両方） | ○（両方） | |
| 22 | 美一番 | ○ | ○ | ○ | |
| 23 | 常駐青免疫（減肥）膠嚢 | ○ | ○ | | |
| 24 | ビー プティート（Be Petite） | ○ | ○ | ○ | |
| 25 | 蜀宝 | ○ | ○ | ○ | |
| 26 | やせチャイナ（錠剤・カプセル） | | ○ | ○ | |
| 27 | スーパースレンダー45 | | ○ | ○ | |
| 28 | 茶素減肥麗 | ○ | ○ | ○ | |
| 29 | 恵草 | | ○ | ○ | |
| 30 | エンジェルリンクラヴィータスリムI | ○（両方） | | ○（両方） | |
| 31 | SUPER SITING（思てぃ消はん健美素） | ○ | | | |
| 32 | TINA（ティナ） | | ○ | ○ | |
| 33 | 不明（七仙と書かれたカプセル） | | ○ | | |

表2　医薬品成分が検出された製品リスト（平成19年3月13日現在）
（厚生労働省ホームページ [文献6] より転載）（つづき）

| No | 製品名 | 甲状腺ホルモン含有 | フェンフルラミン含有 | N-ニトロソフェンフルラミン含 | その他 |
|---|---|---|---|---|---|
| 34 | ボディーパーフェクト | | ○ | ○ | |
| 35 | 貴仁堂ゆう姿こう嚢 | | ○ | | |
| 36 | 軽体堂清脂素 | | ○ | | |
| 37 | スリム2000 | | | ○ | |
| 38 | スリムボックス ハード | | ○ | | シブトラミン含有 |
| 39 | 健美 | | | ○ | |
| 40 | 塑美堂清脂素 | | ○ | | |
| 41 | トリプルA ビューティー ベスプロ | ○ | | | |
| 42 | 茶素ダイエット カプセル | | | ○ | |
| 43 | 御芝堂清脂茶 | | | | センナ葉・センノサイド含有 |
| 44 | 修姿楽 DIET PILL Capsule | ○ | | | シブトラミン含有 |
| 45 | スリムエスト イージー | | ○ | | |
| 46 | 響美嬉 | | ○ | ○ | |
| 47 | 常青春健美素減肥膠丸 | | ○ | | エフェドリン含有 |
| 48 | 神仙快腹茶 | | | | センナ葉含有 |
| 49 | 更嬌麗減肥茶 | | | | センナ葉含有 |
| 50 | 美源堂 SPEED Diet Perfect Slim パーフェクトスリム | | ○ | | |
| 51 | 飛燕減肥茶 | | | | センナ葉含有 |
| 52 | 健美快通茶 | | | | センナ葉含有 |
| 53 | 五日減肥茶（快速型） | | ○ | | |
| 54 | 金龍減肥茶 | | | | センナ葉含有 |

表2 医薬品成分が検出された製品リスト（平成19年3月13日現在）
（厚生労働省ホームページ [文献6] より転載）（つづき）

| No | 製品名 | 甲状腺ホルモン含有 | フェンフルラミン含有 | N-ニトロソフェンフルラミン含 | その他 |
|---|---|---|---|---|---|
| 55 | 軽身美人 | | | | シブトラミン含有 |
| 56 | 大印象減肥茶 | | | | センナ小葉含有 |
| 57 | 天雁減肥茶 | | | | センナ小葉含有 |
| 58 | 康汝痩茶 | | | | ナンバンゲ含有 |
| 59 | 簡美消脂素 | ○ | | | |
| 60 | 曲線美 | | ○ | | Phenolphthalein含有 |
| 61 | 健柏堂清脂精華素 | | | | シブトラミン含有 |
| 62 | VENUS LINE 21（ヴィーナスライン21） | | | | シブトラミン含有 |
| 63 | 貴麗菜（コーリー） | ○ | | | シブトラミン含有 |
| 64 | ハーブのダイエッターズティー | | | | センナ小葉・葉軸含有 |
| 65 | EVERHEALTH | | | | シブトラミン含有 |
| 66 | 天天素清脂こう嚢 | | | | mazindol, シブトラミン等含有 |
| 67 | 佳麗繊美［赤色, 白色カプセルあり］ | ○（赤色） | | | シブトラミン含有（白色） |

（11 は fenfluramine 製剤）

## 文　献

1. 赤城高原ホスピタル・ホームページ：ハーブ系ダイエット薬，エフェドラ（Ephedra）の危険性．http://www2.wind.ne.jp/Akagi-kohgen-HP/ephedra.htm
2. Devan, G.S.: Phentermine and psychosis. Br. J. Psychiatry 156; 442-443, 1990
3. Hudson, J.I., Weiss, R.D., Pope, H.G. et al.: Eating disorders in hospitalized substance abusers. Am. J. Drug Alcohol Abuse 18; 75-85, 1992
4. 井上修二：Ⅰ．知っておきたい薬物療法の新展開⑧　肥満症薬．JAPIC NEWS 244（2004年8月号）；4-12, 2004
5. Jonas, J.M., Gold, M.S., Sweeny, D. et al.: Eating disorders and cocaine abuse: A survey of 259 cocaine abusers. J. Clin. Psychiatry 48; 47-50, 1987
6. 加藤　信：Ephedrine精神病再考——methylephedrineはephedrineではない．精神神経学雑誌 104; 221-228, 2002
7. 厚生労働省ホームページ：http://www.mhlw.go.jp/index.html
8. Krahn, D., Kurth, C., Demitrack, M. et al: The relationship of dieting severity and bulimic behaviors to alcohol and other drug use in young women. J. Subst. Abuse 4; 341-353, 1992
9. 松本俊彦，宮川朋大，矢花辰夫，他：女性覚せい剤乱用者における摂食障害の合併について（第1報）．精神医学 42; 1153-1160, 2000
10. Matsumoto, T., Kamijo, A., Miyakawa, T. et al.: Methamphetamine in Japan: the consequences of methamphetamine abuse as a function of route of administration. Addiction 97; 809-818, 2002
11. 松本俊彦，山口亜希子，上條敦史，他：女性物質使用障害における摂食障害：乱用物質と摂食障害の関係ついて．精神医学 45; 119-127, 2003
12. 尾崎　茂，和田　清：全国の精神科医療施設における薬物関連精神疾患の実態調査．平成14年度厚生科学研究補助金（医薬安全総合研究事業）「薬物乱用・依存等の実態把握に関する研究および社会的損失に関する研究」（主任研究者：和田　清）研究報告書；87-128, 2003
13. Suzuki, T., Masukawa, Y., Misawa, M.: Drug interaction in the reinforcing effects of over-the counter cough syrups. Psychopharmacology（Berl）102; 438-442, 1990
14. U.S. Food and Drug Administration: http://www.fda.gov/
15. Walfish, S., Stenmark, D.E., Sarco, D. et al.: Incidence of bulimia in substance misusing women in residential treatment. Int. J. Addict. 27; 425-433, 1992
16. Wiederman, M.W., Pryor, T.: Substance use among women with eating disorders. Int J. Eat. Disord. 20; 163-168, 1996

# 第13章
# 援助困難な女性物質乱用・依存者の対応のコツ

## I　アディクション臨床でしばしば遭遇する困難事例

　最初に，アディクション臨床の現場でしばしば遭遇する，援助困難な女性事例からはじめよう。

　20代後半女性，幼い子どもを持つひとり親の母である。前腕から上腕にかけて，リストカットや火のついたタバコを皮膚に押しつけたとおぼしき，古い自傷行為の痕が多数ある。最近では，内縁関係にある夫の暴力が激化するたびに，複数の医療機関から入手した向精神薬を過量摂取することを繰り返している。
　摂食障害と思われる症状もある。挿話性に拒食や過食嘔吐を繰り返し，こうした症状がない場合にも，食生活は不規則で偏っている。また，複数の精神作用物質の乱用も認められる。10代後半に違法薬物の一時的な乱用経験があり，最近では，もっぱら頭痛を理由にして市販鎮痛薬を連日大量に乱用し，不眠を理由にして向精神薬とアルコールを同時に摂取する。さらにヘビースモーカーでもあり，おそらくは食欲を抑えるために連日大量のコーラを飲んでいる。
　気分変動も激しい。あるときは，いかにも自己主張が不得手な言葉少ない女性だったかと思えば，別のときには，猛烈な怒りのマシンガントークで援助者を「蜂の巣」にしてしまう。子どもを連れてやたらと出歩き，生活保護費に不釣り合いな買い物をしまくる時期もあれば，身体のだるさを訴えて終日横臥し，食事の支度も買い物もできない時期もあ

> る。こうした事情から，対応する援助者によって彼女の印象がさまざまに異なる。
> 　一過性に「死ね」「殺せ」と，自殺や他害行為を示唆する命令性幻聴，あるいは，視野の端に黒い人影がすばやく横切るような幻視が出現するなどと訴える。聞けば，こうした症状は小学生時代から存在したというが，にわかには信じがたい。何よりも，彼女の対人接触は自然で，こちらの質問にも軽妙な皮肉をまじえた当意即妙の返答もできることが，幻聴や幻視の信憑性を疑わしくさせている。
> 　アルコール酩酊時には別人のように暴力的となることもあるらしい。事実，過去に何回か交際する男性に骨折などの重症を負わせたことがあり，警察沙汰にもなっている。しかし奇妙なことに，こうした一連の暴力について，本人にはまったく記憶がなく，自分がやったという実感もないといった健忘を訴える。
> 　今回の来談の主訴は，子育ての悩みである。実母との関係が悪く，実家の支援は望めない。同席する幼い子どもはたえまなく動き回り，相談室の事務用品をいじくり回す。母親である彼女はまったく注意するそぶりがない。しかし，子どもの行動がエスカレートし，ついにこちらの手元にあるパソコンのキーボードをめちゃくちゃに叩くに至ると，突如，彼女は烈火のごとく怒りだし，子どもに数発平手打ちを食らわせる。

　精神科医だったらば，この事例にどのような診断を下すであろうか？
　これはなかなか難しい問題である。彼女が呈する精神症状は，既知のあらゆる精神障害の特徴に合致する一方で，いずれの病態と捉えてもどこか居心地が悪い。
　はっきりしているのは，苦心惨憺の末，精神科医療につなげても，処方薬の乱用や頻回の自傷，医療者に対する攻撃的，操作的態度を理由に「診察お断り」となってしまうか，自らの苦痛や問題をきちんと話せていないことを棚に上げて，「医者が話を聞いてくれない」と自分から通院をやめてしまう，

ということくらいであろうか。そして,「パーソナリティ障害系」の方として, 医療機関や地域機関で厄介者扱いされ, あるいは, クレーマーとして行政機関の窓口担当者を震え上がらせることとなる。

しかし, たとえ「パーソナリティ障害系」とカテゴライズしたところで, この事例がなぜそのような行動を示すのかは理解できないし, 援助の糸口を発見することもできない。

## II 過酷な状況を生き延びた人に見られる症状

実は, この事例には, 虐待や暴力被害を生き延びた人に見られる症状が数多く認められる。自傷行為や食行動異常, それからさまざまな種類の精神作用物質の乱用がそうである。van der Kolk ら[4]によれば, 幼少期に過酷な生育環境を生き延びた者は, 不適切な環境に間断なく動揺させられる自分の感情を制御するために, 自傷行為, 拒食や過食, そして精神作用物質の乱用という, 不適切な対処スキルを用いることを覚えるという。その意味では, この三つの問題行動が認められる人と出会ったら, その人には幼少期において何らかの過酷な体験があったと考えるべきであろう。

それからもう一つ, 過酷な体験を生き延びた人に特徴的なものとして, 解離症状がある。解離とは, 過酷な状況に適応し, 生き延びるための防衛機制である。たとえていえば, 身体的虐待がもたらす激しい疼痛を生き延びるために, 子どもは無意識のうちに「心と身体をつなぐコンセント」を抜いてしまう。あるいは, 意識することさえつらい感情(死の恐怖, 激しい怒りや恥辱感)を「なかったこと」にするために, 子どもは, 健忘隔壁という一種のパーティションを用いて, 意識を二つの部屋に仕切り, 向こう側の小部屋にそうした感情を押し込めて, 目の前から隠してしまう。その結果, 子どもは, 激しい折檻にも無表情のまま耐えることができ, 級友たちの前での深刻な辱めにあっても薄ら笑いを浮かべることができるようになるわけである。

しかし, そのようにして「コンセントを抜き」,「別の小部屋に感情を押し隠す」ことを繰り返すうちに, かつてよりささいなことでも「コンセントが抜けて」しまうようになり, ついには, つらい感情を詰め込まれた「別の小

部屋」が，それ自体，独立した一つの人格として，本来の自分に対して反乱を起こしはじめることがある。

　いうまでもなく，これは解離性同一性障害の状態である。筆者は，自身の臨床経験から，提示した事例と同じような症状を呈する者の多くが，多かれ少なかれ解離症状を持っているという印象を抱いている。そして，このような事例では，解離という作業仮説を導入することで一連の問題行動が理解できるようになることが多い。たとえば，顕著な気分変動が実はめまぐるしい人格変換によるものであり，酩酊時の健忘を伴う粗暴行為が実は病的酩酊を装った攻撃的な交代人格の行動であり，さらには，幻聴とは交代人格の「声」かもしれない……。

　解離性障害に罹患する者に最も多く見られる愁訴は，頭痛である。慢性的な頭痛に対処するなかで，市販鎮痛薬の乱用・依存を呈するに至ることも少なくなく，高度な依存を呈する患者のなかには，鎮痛薬を求めて複数の医療機関を受診したり，薬局で市販鎮痛薬を万引きする者もいる。頭痛は，本人（＝主人格）が否認しているつらい感情や外傷記憶を持っている交代人格が，主人格を押しのけて身体を支配しようとしている状況で増強しやすい。また，原因不明の身体的疼痛がみられることもある。こうした愁訴に遭遇した場合には，過去の身体的暴力を受けた際の疼痛がフラッシュバックしたものである可能性を疑うべきであろう。

　意外に思うかもしれないが，精神病症状こそが解離性障害を示唆する重要なサインである。Ross[3]によれば，解離性障害患者ではSchneiderの一級症状は平均して3.4〜6.6個認められ，これは統合失調症の平均1〜3個よりも明らかに多い数であるという。解離性障害で見られる幻聴は，しばしば交代人格――もしくは，心的外傷に対する解離反応によって，主人格の意識活動から隔離・区画化された部分――の声である。それは，主人格に何らかの行動を指示する命令性幻聴として体験され，複数の交代人格間で議論が生じれば，対話性幻聴として体験されることもある。患者は，「頭の外から」ではなく，「頭のなかから」聞こえていると訴える傾向がある。また，「実は，幼少時から幻聴があった」という告白は，解離性幻聴の可能性を強く示唆するサインであり，さらには，交代人格に身体を支配され，主人格の能動性が

奪われている場合には，それが主人格にとって「作為体験」として感じられることもありうる[2]。

解離性障害に伴う自傷行為は，しばしば自殺以外の意図から反復して行われ，自傷時の疼痛を欠いている。自傷行為がもたらす身体的疼痛には解離状態からの回復を促す効果があり，交代人格の顕現を抑えるために，頭部を激しく壁にぶつけるなどの自傷行為が必要とされることもある。また，迫害者人格による主人格を殺害しようとする行動が，自傷行為として認識される場合もあろう。注意すべき点は，自傷時に疼痛を欠いていたり，自傷時の記憶が曖昧，もしくは完全に欠落していることである。

過量服薬も多く見られる現象である。迫害者人格による幻聴を消そうとしたり，ポップアップ（全交代人格が前に出るのを嫌がり，めまぐるしく人格交代をする現象）に対処しようとして向精神薬を立て続けに追加服用するなかで，明確に自殺の意図を自覚しないまま，結果的に深刻な意識障害を呈してしまう者もいる[2]。

さまざまな程度の食行動異常を呈する者も少なくない。通常の摂食障害と同様，肥満恐怖ややせ願望から拒食や過食・嘔吐におよぶ者がいる一方で，肥満恐怖ややせ願望とはあまり関係なしに，挿話性の拒食を呈する者もいる。また，外傷記憶の恐怖に対処するために過食したり，性的虐待などの外傷記憶に関連する症状として（たとえば，口腔内に射精された際の外傷記憶が賦活され），嘔気や嘔吐を呈する者もいる。

精神作用物質の乱用様態も独特である。アルコールやベンゾジアゼピン系薬物の摂取は，しばしば「化学的解離」ともいうべき抑制解除をもたらして攻撃的な人格の出現を促し，他害的暴力や自殺行動を誘発してしまうことがある。また，ある一つの交代人格だけが物質乱用の問題を持っていたり，複数の物質乱用人格が存在し，人格ごとに好みの精神作用物質が異なることもある。さらに，アルコール・薬物への耽溺が顕著な人格が休眠状態に入ると，まるで「憑きものが落ちるように」物質乱用が止まり，その際にはまったく離脱症状を呈さない，という不思議な現象を呈することもある[1]。

なお，解離性障害の有無を確認する際に，性行動や服装に関する情報が手がかりになることがある。解離性同一性障害患者では，主人格と反対の性を

持つ交代人格が存在することが通常である。したがって，そのような交代人格が通常の異性愛行動をとれば，それが周囲には「同性愛行動」として映るであろうし，その服装に対する嗜好が「服装倒錯」と誤解されうる。ときには，女性患者のなかに存在する男性の交代人格が，女性らしい自身の身体を嫌悪して胸にサラシを巻いたり，主人格と交代人格の妥協によって，どちらにも支障の少ない中性的な服装を好んで身につけることもある[2]。

## Ⅲ　虐待や暴力を経験した人への対応のコツ

　こうした事例を援助する際には，援助する側が相手の外傷記憶を刺激しないことが大切である。つまり，自分が加害者とダブって認識されないように注意するべきである。とりわけ，権威的かつ管理的な態度，物事の判断を頭ごなしに決めつける態度は禁物である。もしもうかつにもそのような態度をとれば，「もうあの人には何も相談したくない」と援助関係が途切れてしまうリスクがある。

　また，彼らの多くが，幼少期より「自分はいらない子ども，余計な存在」という自己認識を持っており，そのせいで，援助希求性が乏しい。彼らは，「自分が相手に迷惑をかけているのではないか」，「嫌がられているのではないか」と，非常に猜疑的な態度で援助者の態度を「値踏み」している。そして，援助者の些細な態度から「自分がダメ人間である」ことの証拠をむりに引き出し，「どうせ私なんか……」という自己中心的な被害者意識の殻に閉じこもってしまう。したがって，あまりに杓子定規な事務的態度も好ましくなく，むしろ援助希求行動や来談を積極的に支持する態度が好ましい。

　関係性ができてくると，相手の許容度を試したくなって，無理難題をいってくることもある。その際には，穏やかかつ謙虚に，できないことはできないと，明確に伝える必要もある。最もまずいパターンは，援助関係が支配／被支配のパワーゲーム，あるいは「綱引き」状態に陥ってしまうことである。この状態になると，援助者が加害者とダブってしまう可能性があり，攻撃的な交代人格の出現を誘発してしまうことがある。「綱引き」状態になっていると気づいたら，率直に謝るなど，いったん引いてみる柔軟さが必要だろう。

援助場面に容易に過剰適応して，援助者が喜びそうな「good news」ばかり語り，自分の本音や不満を語れなくなってしまうことも，よく見られる現象である。彼らの多くが，適応的な方法で自分の「怒り」を伝えることができない一方で，あるときため込んだ感情が一気に爆発すると，他害的暴力や自傷行為につながってしまう，という不器用さを持っている。したがって，援助者の方から，「たまには bad news も聞かせてよ。本当はいろいろあるでしょ？」と尋ね，日常生活で体験した「怒り」を小出しに排させるような工夫が必要かもしれない。

　最後に，実際に交代人格が出現した場合の対応について述べておきたい。大切なのは，次の四つのポイントである。第一に，援助者自身は，存在理由のない交代人格は存在しないということを理解し，そもそも交代人格は，耐えがたい強烈な苦痛による自殺を回避するために出現したことを忘れてはならない。第二に，人格統合や外傷記憶の除反応を強引に行わない。第三に，治療者はつねに，診療場面に登場しない他の交代人格が聞いている——実際に聞いている場合が少なくない——可能性を念頭に置き，決して特定の人格を依怙贔屓せずに公平に接する。そして最後に，患者の前では，交代人格のことを「人格」とは呼ばずに「部分」とか「存在」という表現で呼ぶように努める。このことは，「全体としてのあなたは一つ」というメッセージを送り，行動に関する責任の所在を明確にすることにつながる。

## おわりに

　女性の物質乱用・依存者の多くが幼少期に虐待やネグレクトを生き延びた歴史を持っており，さらに現在においても，恋人や配偶者からの有形・無形の暴力にさらされている。そのような体験は，彼女たちの行動を，解離をはじめとする posttraumatic な症状で修飾し，病態を複雑化させている。このことを理解していないと，援助者は，彼女たちのさまざまな唐突かつめまぐるしい言動に翻弄され，陰性感情を高めてしまうであろう。その意味で，女性の物質乱用・依存者の援助をする者は，解離をはじめとした posttraumatic なさまざまな症状に精通している必要がある。

ここで忘れてはならないのは，解離は日常生活を困難にする精神医学的症状であると同時に，「死にたいくらいつらい，圧倒的な感情」から自分の意識を守るメカニズムでもある，ということである。解離をしながらずっと生き続けることはできないが，いきなり解離を取り上げられてしまえば現在も生きることがままならない。したがって，援助者には，彼女たちの解離につきあい，その背景にする感情的苦痛に寄り添いながら，少しずつ別の対処法を提案し，励ましていく粘り強さが必要である。

　さらに，解離を手放す過程で，解離に代わって彼女たちが自分を守るために必要とする道具は，「嘘」である，ということも肝に銘じておいて欲しい。無意識に「つらいことをなかったことにする」のが解離であるとすれば，これと同じ作業を意識的に行うというのが嘘の機能である。すでに上岡と大嶋[5]も，「嘘は自分を守る技術」として同じことを指摘している。その意味で，援助者が彼女たちの嘘にイライラするのは的外れなことともいえる。むしろ，嘘は回復の過程で必ず出現する現象と腹をくくった方が気持ち的に楽かもしれない。

　以上，本章では，女性の物質乱用・依存者を援助する際に心得ておくべきことを述べた。

**文　献**

1. 松本俊彦：自傷行為の理解と援助——「故意に自分の健康を害する」若者たち．日本評論社，2009．
2. Putnam, F.W.: Diagnosis and Treatment of Multiple Personality Disorder. Guilford Press, New York, 1989.
3. Ross, C.A.: Dissociative Identity Disorder: diagnosis, clinical features, treatment of multiple personality. 2nd ed. John Wiley & Sons, Inc, NY, 1996.
4. Van der Kolk, B.A., Perry, J.X., and Herman, J.L.: Childhood origins of self-destructive behaviors. Am. J. Psychiatry, 148; 1665-1671, 1991.
5. 上岡陽江，大嶋栄子：その後の不自由——「嵐」のあとを生きる人たち．医学書院，2009．

# 第14章
# 医療観察法におけるアルコール・薬物依存症
## ──（1）鑑定編──

## I　予期せぬ対象者──医療者の「否認」

　2005年に国立精神・神経医療研究センター病院に最初の医療観察法病棟が開棟した当初，病棟スタッフの関心は，治療ではなく鑑定に集中していた。もちろん，これまで日陰の分野であった精神鑑定に関心が集まるのは，必ずしも悪いことではない。けれども，医師のみならず，非医師の多職種スタッフまでもが，「鑑定がおかしい。この患者は医療観察法が想定する対象者ではない」「そもそも，刑事責任能力を問うことができるのではないか」などと，鑑定書や鑑定医の批判に熱を上げるありさまには，正直，違和感を覚えた。

　実は，鑑定が問題なのではなかった。スタッフ自身が，その対象者──大抵の場合，パーソナリティ障害や物質使用障害を合併する対象者──にどう対応してよいのかわからなかったのだ。いまとなっては笑い話だが，スタッフが，「その対象者といかにかかわり援助するか」ではなく，「どうやって医療観察法による処遇を終了させるか」という議論に時間を費やし，あるいは，深刻な物質使用障害への介入をしないまま退院申請を急ぐといった事態さえあったのだ。

　この点は明確にしておかなければならないが，そもそも心神喪失者等医療観察法（以下，医療観察法）の条文のどこにも，「本法による医療の対象は，純粋な統合失調症である」と書かれた箇所はなく，同様に，「物質使用障害とパーソナリティ障害は対象ではない」とはどこにも明記されてもいない。後者に関していえば，これら単独では，刑事責任を問われることが多いのではないかと推測されていただけだ。また国会で，物質使用障害とパーソナリティ障害を対象としないという答弁もなされたが，その答弁が重複事例まで想定したものであったわけではない。

記憶しているかぎり，医療観察法施行前，多くの関係者が，不自然なほどこの問題に言及するのを避けていた。精神保健判定医講習会や指定入院医療機関従事者研修会においても，研修参加者から質問されるたびに，講師陣は，「物質使用障害のある人は対象者にならないと思う」「そういう人が制度に入らないように，しっかり鑑定をする必要がある」と回答するのが常であった。なかには，「覚せい剤使用歴が1回でもある人には，『覚せい剤精神病』と診断すべきであって，絶対に『統合失調症』という診断をつけるべきではない。つけると医療に来てしまう。そのような人はすべて矯正施設で治療されるべきだ」という乱暴な意見——まるで「血液製剤によるHIV感染の治療はするが，同性愛によるものは治療しない」というのと同じ論理だ——を主張する講師さえいた。

　実に不思議な状況であった。触法精神障害患者の暴力予測に関する研究の多くが，そのリスクファクターとして物質使用障害やパーソナリティ障害の併存を挙げているにもかかわらず[2,8,9]，多くの関係者が「わが国の司法精神医療は違う」と思い込もうとしていたのだ。しかし，実際に制度が施行され，いざ蓋を開けてみると，医療観察法病棟には，物質使用障害に対する介入が必要な患者が一定の割合で入院してきたのだった。物質使用障害は「否認の病」といわれるが，まさしくここでは専門家自身の「否認」があったのかもしれない。

　本章では，物質使用障害を中心に，医療観察法の鑑定をめぐる諸問題，ならびに司法精神医療における物質使用障害への介入の意義について論じたい。

## II　医療観察法鑑定における物質使用障害をめぐる諸問題

　医療観察法の三要件は，疾病性，治療可能性，および社会復帰要因から構成され，医療観察法による処遇にあたっては，この三要件を同時に満たしている必要がある。

　まず疾病性とは，医療観察法による鑑定時に心神喪失・耗弱の理由となった精神障害が存在することを意味している[10]。また治療可能性とは，医療観察法による医療を受けることで，疾病性の根拠となる精神障害の改善が見込

まれることを意味している。ただし，この場合の「医療」には，単なる薬理学的鎮静や物理的な行動制限による問題行動の抑止は含まれるべきではないとされているが，同時に他方で，「精神障害の改善」には「増悪の抑止」も含まれていることに注意する必要がある[10]。そして最後に，社会復帰要因とは，病識の欠如や不十分な地域支援システムなどの理由から，医療観察法による医療を受けさせなければ，対象者が再び同様の他害行為に及ぶ具体的・現実的な可能性を意味している。以下に，この三要件に沿って，医療観察法の鑑定における物質使用障害に対する考え方を検討してみたい。

たとえば，次のような架空事例を想像してほしい。

【事例：40代男性】
［診断］
① ICD-10診断：覚せい剤使用による遅発性精神病性障害，アルコールの有害な使用，非社会性パーソナリティ障害（長い寛解はあるものの，過去に覚せい剤依存症候群の診断基準を満たす挿話がある）
② DSM-Ⅳ-TR診断：Ⅰ軸　統合失調症，覚せい剤依存（管理的環境にあったことによる3年間の寛解），アルコール乱用，Ⅱ軸　反社会性パーソナリティ障害

［事例の概要］
　幻覚・妄想の圧倒的な影響下で他害行為に及び，起訴前鑑定で心神喪失として医療観察法の鑑定の申し立てがなされた。
　この対象者には，過去に暴力犯罪および薬物関連犯罪による複数回の逮捕歴・刑務所服役歴がある。また，過去に深刻な覚せい剤使用歴があるが，刑務所に服役したこともあり，最近3年間は覚せい剤の使用はない。ただし，数年前より慢性持続性の精神病症状を呈し，刑務所内で薬物療法を受けていた。半年前に刑務所を出所後，簡易宿泊所で単身生活を送りながら，精神科治療につながったが，病識は乏しく，通院はまもなく中断した。対象行為前は挿話性に大量飲酒をしていた

> という。
> 　鑑定入院当初は幻覚・妄想が認められたが，まもなく薬物療法にてこれらの症状はコントロールされた。

## 1．本事例の疾病性について

　この事例の場合，刑事精神鑑定において心神喪失の理由となった精神障害は，遅発性精神病性障害，もしくは統合失調症である。どの診断基準を用いるかで診断名は異なるが，要するに，覚せい剤使用に関連した慢性持続性の精神病性障害が対象行為前より存在し，おそらくアルコール乱用によるフラッシュバックも重なって症状の増悪を呈し，対象行為に及んだのであろう。そして，鑑定入院での薬物療法によって精神病症状はコントロールされている。

　本事例の場合，疾病性は存在するであろうか？　確かに鑑定入院中に精神病症状は消失しているが，それは薬物療法によるものだ。その精神病症状は，刑務所服役中という覚せい剤非使用時にも認められる慢性持続性のものであり，薬物療法を中止すれば再発は避けがたい。その意味では，本事例の精神病性障害は，覚せい剤に関連しない統合失調症と同じに扱われるべきである。たとえ，純粋な統合失調症と病因が異なるとしても，継続的な薬物療法を要するという点に違いはない。したがって，本事例では疾病性が認められると判断できる。

## 2．治療可能性について

　本事例の幻覚・妄想といった精神病症状は，鑑定医入院中の薬物療法によって改善を見ている。このことは，現在の精神医療の水準に照らして，十分に治療可能性があることを示している。

## 3．社会復帰要因

　本事例は自らの精神障害に対する病識を欠き，精神科治療を中断した過去

もある。安定した住居や経済的保証，ならびに支援者も乏しく，現状では地域内処遇の成功は望めない。また，アルコール乱用による精神病症状の増悪の可能性が十分に予想され，比較的長期の寛解を維持している覚せい剤依存についても再発，ひいてはそれによる精神病症状悪化の可能性を否定することはできない。したがって，本事例が再び同様の他害行為に及ぶ具体的・現実的な可能性は十分にあるといえる。

　最終的に，審判の決定書には以下のような言葉が追記されるかもしれない。「対象者には，心理教育による病識の獲得や地域支援体制の構築とともに，アルコール・覚せい剤の再乱用防止に向けた継続的な介入が必要である。さらに，可能であれば，幼少時からの衝動性・暴力的傾向に対してもアンガーマネジメントなどの介入を行うことが，再他害行為の抑止に有用であろう」。

## 4．鑑定・審判でしばしば見られる奇妙な議論

　提示した事例の場合，明らかに医療観察法における処遇の三要件を満たしており，おそらくは医療観察法の入院処遇という決定がなされるはずだ。しかし，制度施行まもない時期には，筆者らの一人が，鑑定医あるいは審判員としてこのような意見を述べると，関係者から異を唱えられることがたびたびあった。

　最も多かった反論は，物質関連の精神病性障害は，「薬物さえ使わなければ再発しない」という信念にもとづく意見であった。すなわち，鑑定入院中の薬物療法により精神病症状が消失したという理由から，まだ服薬中であるにもかかわらず，「もはや疾病性はない」と主張するのであった。同じ事態が「純粋な」統合失調症事例に生じたならば，決してそのような判断はしないはずだが，その心理の裏には，「証拠はないが，きっと今回の他害行為の直前に覚せい剤を使用したのだ」という，対象者への疑念があることが少なくなかった。規制薬物に過剰に感情的な構えをとる専門家は多いものだ。

　また，「治療可能性」という観点から，併存する物質使用障害（ICD-10では，有害な使用，もしくは依存症候群）に対する治療可能性のなさを指摘する者もいた。だが，その指摘はまったく的外れなものであった。というのも，治療可能性とは，疾病性の根拠となっている精神病性障害に関する治療の可

能性であって，併存障害に関するものではないからだ。物質使用障害の存在は，治療可能性で議論すべきことではなく，地域支援や問題解決スキルの乏しさと同じく，社会復帰要因にかかわる問題なのだ。

それから，「責任能力あり」として刑事司法システムに戻すべきという主張にも遭遇したことがある。幻覚・妄想の圧倒的な影響下において，違法性の認識もないままに，まったく不可解な動機からなされた他害行為にもかかわらず，詳細な精神病症状の症候学的・精神病理学的検討——実は，重箱の隅をつつくような，ほとんど「イチャモン」に近い理屈であるが——を行ったうえで，「対象者が呈していたのは，幻覚ではなく『準幻覚』であって，対象行為は，幻覚・妄想よりも生来のパーソナリティの影響が大きい」という主張であった。その際，しばしば見られたのが，福島の「不安状況反応」[1] の不正確な引用であった。誤解されていることが多いので強調しておきたいが，不安状況反応という概念は，覚せい剤の急性中毒性精神病における一様態を示すものであって，慢性持続性の精神病に関するものではない。

鑑定医としての職責を超えた判断をする者もいた。すなわち，「自招性の障害」なる言葉を引き合いに出し，「覚せい剤精神病とは，自分でそうなると分かっていて覚せい剤を使った結果であるから，本人に責任がある」と主張するのだ。だが，これも奇妙である。慢性持続性の精神病性障害に罹患することを期待して覚せい剤を使用する者などいるわけがない。そもそも，こうした理屈は，裁判官が言及すべきことであって，少なくとも精神医学の専門家に求められている発言ではないのだ。

## 5．排除ではなく積極的な評価・介入を

前項で述べた奇妙な議論の数々は何を示すのだろうか？　おそらく，それは，わが国の精神医療従事者がどれだけ物質関連障害を嫌っているか，ということであろう。もちろん，筆者らは人の好き嫌いに関してとやかくいう立場にはないが，忌避的感情を抱いていることが，結果的に医学的介入をすべき問題の否認につながっているとすれば，これは看過できない事態である。

ここで一つの事実を紹介したい。筆者らが関与する国立精神・神経医療研究センター病院医療観察法病棟には，開設した 2005 年 8 月から 2009 年

2月末までに、総計91名の対象者が入院してきた。そのうち、入院時診断（これは、医療観察法の鑑定結果や審判決定をそのまま反映した診断名である）において、疾病性の根拠となる精神障害の他に、併存する物質使用障害（ICD-10 では、有害な使用、もしくは依存症候群）の診断がなされていた者は、わずか3名（3.3%）にすぎなかった。しかし、入院後に再評価を実施したところ、29名（31.9%：有害な使用15名、依存症候群14名）に何らかの物質に関する使用障害が認められ、物質使用障害治療プログラムへと導入されているのだ。この割合は、制度開始1年経過後のデータ[3]と比べても大きな変わりはない。

これが現実なのだ。忌避的なまなざしによる二つの鑑定——刑事鑑定と医療観察法の鑑定——をくぐり抜けながら、それでもなお、排除しきれずに対象者の3割に物質使用障害の併存が認められるということ。そのことが何を意味しているのかについて、われわれはよくよく考えてみるべきだろう。おそらく、物質使用障害を無視して司法精神医療を展開することほど、非現実的な企てはないのだ。

筆者らは、排除するための理屈立てに労力を費やすのではなく、むしろ積極的な評価を通じて隠された物質使用障害を発見し、介入することに尽力すべきと考え、医療観察法病棟の開棟直後より物質使用障害治療プログラムを運営してきた[4]。以来、現在までの約5年あまりのあいだ、常時十数名の対象者を抱える、比較的大きな治療プログラムとして継続されている。もちろん、当初のうちにはさまざまな困難があった。病棟スタッフからは、「そんなプログラムがあると、物質使用障害が医療観察法の対象であるという誤解を招く」と煙たがられたこともあったが、実際には、プログラムに対するニーズは減るどころか、ますます高まっている状況である。

## Ⅲ　司法精神医療における物質使用障害治療のあり方

くれぐれも誤解しないでいただきたいが、筆者らは、「物質使用障害単独の者も医療観察法の対象とすべし」とは考えているわけではない。これについては、米国のドラッグコート[6]などを参考にしながら、法曹関係者との対

話を繰り返しつつ、わが国なりの治療的法学のあり方を模索すべきであろう。また、併存する物質使用障害が治癒しないからといって、それが処置が終了できないことの理由にもならない。

しかし、その一方で筆者らが気になっているのは、指定通院／入院医療機関を引き受けながら、いまもって物質使用障害に対する評価も治療も不十分な医療機関が少なくない、ということだ。正直、そうした施設で司法精神医療が実現しているのか、もしかすると単に「高いコストの一般精神科医療」をしているだけではないか、と心配になる。

海外の司法精神医学的研究には、物質使用障害と暴力の密接な関係を指摘する報告が枚挙にいとまがない。たとえば、物質使用障害の存在によって、暴力のリスクが男性で5.9〜8.7倍、女性で10.2〜15.1倍に高まる[2]、あるいは、物質使用障害は、男性の暴力のリスクを9.5倍に高め、女性では55.7倍に高めるという報告がある[9]。

統合失調症などの精神障害が併存する、いわゆる重複障害事例の場合には、物質使用障害と暴力の関係はいっそう密接なものとなる。精神障害者がアルコールや薬物を1回摂取するだけでも暴力のリスクは2倍に、物質使用障害の水準に達する者の場合には16倍に高まるという報告[8]、さらには、物質使用障害を併発する統合失調症患者では、暴力全般のリスクが18.8倍、殺人に限定した場合には28.8倍にもなるという報告がある[9]。また、物質使用障害と統合失調症との重複障害患者の場合は、地域内処遇における服薬のコンプライアンスや治療へのアドヒアランスが悪いことが指摘されており、精神保健サービスからも脱落しやすいことが指摘されている[7]。

これだけのエビデンスがありながら、「医療観察法は、『疾病性』の根拠となる精神障害（たとえば精神病性障害）を処遇する制度であって、それ以外の問題——たとえば物質使用障害やパーソナリティ障害——に関与すべきではない」という意見があると聞く。実際、筆者らも、「医療観察法で物質使用障害の治療をするのはいかがなものか」「処遇終了後に一般精神医療でやるべきことでは？」という指摘を受けたことがある。

だが、この指摘は少なくとも医学的にはまちがっている。「重複診断を持つ物質使用障害患者においては、併存する障害に対して同時かつ包括的に治

療を提供しなければならない」(NIDA; National Institute on Drug Abuse)[5]というのが国際的な標準なのだ。要するに,併存する物質使用障害に治療を提供するのは,糖尿病を併発する入院患者に糖尿病食を出すのと同じことといってよく,それを提供しないことが,すでに医療倫理に抵触する問題なのである。すなわち,物質使用障害に対する治療は,医療観察法であれ,一般精神医療であれ,それを発見した時点で介入を開始し,継続して提供すべきなのである。

## 文　献

1. 福島　章：Ⅰ．覚醒剤乱用――その精神病理と責任能力．犯罪心理学研究Ⅰ．金剛出版,東京,pp.9-27, 1977
2. Hodgins, S.: Mental disorder, intellectual deficiency, and crime. Evidence from a birth cohort. Arch. Gen. Psychiatry 49; 476-483, 1992
3. 松本俊彦,今村扶美,吉澤雅弘,ほか：国立精神・神経センター武蔵病院医療観察法病棟の対象者に併発する物質使用障害について――評価と介入の必要性をめぐって．司法精神医学 3; 2-9, 2008
4. 松本俊彦,今村扶美,平林直次：医療観察法における覚せい剤依存の心理社会的治療．最新精神医学 14; 163-170, 2009
5. National Institute of Drug Abuse (NIDA)：http://www.drugabuse.gov/PODAT/PODAT1.html
6. Nolan, J.L.: Reinventing Justice: The American Drug Court Movement. Prinston University Press, 2001（小沼杏坪監訳：ドラッグコート――アメリカ刑事司法の再編．丸善プラネット, 2006）
7. Soyka, M.: Substance misuse, psychiatric disorder and violent and disturbed behaviour. Br. J. Psychiatry 176: 345-350, 2000
8. Swanson, J.W., Borum, R., Swartz, M.S., et al.: Psychotic symptoms and disorder and the risk of violent behaviour in the community. Criminal Behaviour and Mental Health 6; 309-329, 1996
9. Wallace, C., Mullen, P., Burgess, P., et al.: Serious criminal offending and mental disorder. Case linkage study. Br. J. Psychiatry 172; 477-484, 1998
10. 八木　深：精神保健判定医ポケットメモ．平成19年度厚生労働科学研究費補助金こころの健康科学研究事業「司法精神医療の適正な実施と普及のあり方に関する研究（主任：小山　司）」における分担研究「精神保健判定医に必要な知識等の習得方法に関する研究班（分担：八木　深）」研究成果物, 2009

# 第15章
# 医療観察法におけるアルコール・薬物依存症
―― (2) 治療編 ――

## はじめに――なぜ物質使用障害に対する介入が必要なのか？

 心神喪失者等医療観察法（以下，医療観察法）は，物質使用障害（Substance Use Disorder; SUD）を想定しない制度であったが，施行後まもなく，それが虫のよい希望的観測にすぎなかったことが明らかになった。というのも，国立精神・神経医療研究センター病院（以下，NCNP病院）医療観察法病棟開棟から約3年半のあいだに入院した対象者91名のうち，29名（31.9%）にSUD（DSM-IV-TRにおける乱用15名，依存14名）の併存が認められたからである。
 ある意味で当然の結果だった。司法精神医学領域の研究では，SUDと暴力の密接な関係を指摘する報告は枚挙にいとまがない。たとえば，SUDの存在によって，暴力のリスクが男性で5.9～8.7倍，女性で10.2～15.1倍に[1]，あるいは，SUDは，男性の暴力のリスクを9.5倍に高め，女性では55.7倍に高めると報告されている[15]。
 統合失調症などの精神障害が重複して併存する場合には，SUDはいっそう密接に暴力と結びつく。精神障害者がアルコールや薬物を1回摂取するだけでも暴力のリスクは2倍に，SUD水準の者では16倍に高まる[13]。さらには，SUDを伴う統合失調症患者では，暴力全般のリスクが18.8倍，殺人に限定した場合には28.8倍にもなるという[15]があるという。また，このような重複障害患者では，暴力のリスクが高いだけでなく，地域内処遇における服薬のコンプライアンスや治療へのアドヒアランスが悪いことも指摘されている[11]。
 これらの知見はいずれも，SUD抜きで司法精神医療を語るのは不可能であることを示している。わが国の司法精神医療は，もはや「物質関連障害を

表1　主要 DSM-Ⅳ-TR 診断による SUD 問題の比較

|  | 統合失調症および<br>他の精神病性障害<br>(F2)<br>n=40 | 気分障害<br>(F3)<br>n=4 | その他<br>(F1, 4, 5, 6, 7)<br>n=6 |
|---|---|---|---|
| SUD 問題あり* | 10 (25.0%) | 3 (75.0%) | 4 (66.7%) |
| AUDITa | 4.5 ± 5.2 | 9.5 ± 5.8 | 14.8 ± 11.9 |
| DASTb | 2.4 ± 4.5 | 1.5 ± 3.0 | 2.4 ± 4.3 |

SUD, Substance Use Disorder; AUDIT, Alcohol Use Disorder Identification Test; DAST, Drug Abuse Screening Test
* $p=0.026$, Pearson's chi-squared test
a $p=0.002$, ANOVA; Bonferroni's post hoc test にて，その他＞統合失調症および他の精神病性障害，$p=0.002$
b n.s., ANOVA

医療観察法の対象とするか否か」といった悠長な議論をしている段階にはなく，「処遇期間中に SUD に対してどのような介入をするか」という議論に多くの時間を費やすべきなのである。

　さて，本章では，医療観察法における物質依存を伴う触法精神障害者の治療の現状と課題について整理したい。

## Ⅰ　指定入院医療機関における SUD 合併対象者の臨床的特徴

　2005 年 8 月〜 2006 年 12 月に，NCNP 病院医療観察法病棟に入院した対象者は 50 名であった。表1に，これらの対象者の主要な精神障害（処遇の根拠となった精神障害）と SUD 問題の関係を示す。この表から明らかなように，SUD の併存は 17 名（34%：依存 11 例，乱用 6 例）に認められた。なお，この 17 例の主要な乱用物質の内訳は，アルコール 12 例，覚せい剤 3 例，有機溶剤 1 例，多剤乱用 1 例と，覚せい剤関連障害は必ずしも多くはない。しかし，アルコール使用障害の対象者のなかには，過去に覚せい剤使用歴を持つ者は少なくなく，覚せい剤が慢性精神病性障害の病像形成に何らかの影響を及ぼした可能性は否定できない。

表2　対象行為種別によるSUD問題の比較

| | 殺人・殺人未遂 n=19 | 傷害・傷害致死 n=13 | 強盗 n=3 | 放火 n=10 | わいせつ n=5 |
|---|---|---|---|---|---|
| SUD問題あり* （総合判定） | 4 (21.1%) | 5 (38.5%) | 1 (33.3%) | 6 (60.0%) | 1 (20.0%) |
| AUDIT[+] | 5.9 ± 8.3 | 7.7 ± 7.5 | 5.3 ± 5.5 | 7.0 ± 7.0 | 4.8 ± 7.2 |
| DAST[+] | 2.3 ± 5.7 | 4.0 ± 4.5 | 0.7 ± 1.2 | 2.0 ± 2.6 | 1.6 ± 2.6 |

\*\*

SUD, Substance Use Disorder; AUDIT, Alcohol Use Disorder Identification Test; DAST, Drug Abuse Screening Test
\*　Pearson's chi-squared testにて有意差は認められず
[+]　ANOVAにて有意差認められず
\*\*　Pearson's chi-squared testにて「殺人・殺人未遂」と「放火」の間でp=0.036

　表1から明らかなように，SUDの併存は，「統合失調症および他の精神病性障害」よりも，「気分障害」などの非精神病性障害に罹患する者に多く認められている。これらの精神障害に罹患する者は，一般に統合失調症に罹患する者に比べて刑事責任減免の度合いは少ないはずだが，もしかすると，SUDが症状・病態の重篤性を加重し，弁識および衝動制御能力の障害に大きな影響をもたらしたのかもしれない。

　次に，表2に対象行為とSUD問題の関係を示す。この結果は，SUD——特にアルコール使用障害——が併存する者では，対象行為が「放火」である者が有意に多いことを示している。すでに一般放火犯における高率なアルコール使用障害罹患率が指摘されているが[4]，同様の傾向は触法精神障害者にも認められたのである。

　ところで，すでに開棟以来から2009年2月までに入院した対象者91名のうち，29名にSUDの併存が認められたと述べたが，実は，このうち入院時の鑑定書にSUDの診断名が明記されていたのは，わずか3名にすぎない。残りの26名は，医療観察法病棟入院後に改めて評価を行ったことによ

り，SUD の存在が明らかにされたわけである。対象者が指定入院医療機関に入院するまでには，少なくとも3名の精神科医（刑事責任能力鑑定人，医療観察法鑑定医，精神保健審判員）が評価していることを考えると，わが国の精神科医の SUD 診断能力の乏しさには愕然とさせられる。

わが国には，薬物乱用経験のある慢性持続性精神障害を「統合失調症か中毒性精神病か」[14] のいずれと診断すべきか，という議論が活発になされてきた歴史的経緯があるが，その傍らで，精神科医が依存・乱用といった使用障害が看過もしくは過小視してきた可能性は否めない。司法精神医療における SUD に対する介入は，まずもって評価からはじめることを改めて強調しておく必要がある。

## II 指定入院医療機関における SUD 治療プログラムの実際

われわれは，NCNP 病院医療観察法病棟開棟まもなくより，同病棟において SUD 治療プログラムを運営してきた。以下に，プログラムの概略を紹介する。

### 1．プログラム対象者の選定

NCNP 病院医療観察法病棟の全対象者は，入院時に AUDIT（Alcohol Use Disorder Identification Test）[3] や DAST-20（Drug Abuse Screening Test）[10,12] などの尺度を用いたスクリーニングを受ける仕組みになっている。また，これにあわせて，各対象者担当の臨床心理技術者は，その物質使用歴を聴取し，生活歴におけるアルコール・薬物摂取と，対象行為を含む全ての暴力行動との関係を評価している。これらの結果にもとづいて，われわれの運営スタッフが，各対象者のプログラム参加の要否について検討し，その結果を担当多職種チームに報告する。これを受けて，多職種チームが最終的に対象者のプログラム参加の是非を決定する。

評価に際しては，尺度得点はあくまでも参考資料にすぎないことに注意する必要がある。むしろ，「過去，飲酒下で特に暴力が行われたか」「飲酒量の変化と病状の関係はどうか」という観点からの生活歴再聴取の方が，はるか

に臨床的意義がある。たとえば，強制わいせつや放火はアルコール酩酊下で行われることがあり，また，双極性障害の患者では，躁病相もしくはうつ病相になるとアルコール摂取量が増加して病相が複雑化・重篤化したり，アルコール摂取が躁・うつ各病相を誘因となったりすることが少なくない。さらに，規制薬物の使用歴があれば，アルコール摂取が薬物再使用の契機となるだけでなく，フラッシュバックの危険を高める。

要するに，疾病性の根拠となる主要な精神障害に対する物質摂取の影響を多角的・多面的に評価し，治療においてSUDに介入することが他害行為のリスク軽減に有効か否かを評価するわけである。そして，物質摂取が，精神症状や問題行動の悪化をもたらし，社会復帰を阻害すると判断されれば，治療の対象としている。

## 2．プログラム導入面接

担当多職種からプログラム参加の指示が出た場合，正式な参加登録に先だって，運営スタッフは，対象者に対して個別的な導入面接を実施している。目的は治療動機の掘り起こしにあるが，実際には，必ずしも明確な断酒・断薬の意志があることを参加の条件とはしていない。「まだ止めるつもりはないが，なんとなく問題は感じている」「自分は依存症ではないと思うが，まあ参加しても良い」といった程度でも，対象者の強硬な拒絶がなければ，参加を強く勧めていくことにしている。当初のうちは，断酒・断薬の意志が十分ではなかった対象者も，入院治療が進行し，審判やケア会議のなかで裁判所や地域援助者からの要請を受けて，断酒の意志を固めたり，抗酒剤服用を決意したりすることは決してめずらしいことではない。

## 3．プログラムの構造

プログラムは，精神科医師，臨床心理技術者，看護師といった多職種からなる運営スタッフを中心として，毎週1回1時間のプログラムとして実施されている。対象者の参加メンバーは1グループあたり常時7～10人の範囲である（現在2グループが同時に進行している）。原則として，退院まで継続してプログラムに参加することを求めている。なお，プログラムは，二つ

のコンポーネントから構成されている。一つはグループセッション，もう一つは夜間に行われる自助グループのメッセージである。対象者はそのいずれにも参加することを求められる。

　ａ．グループセッション

　現在，毎週火曜日の午後に1時間のオープン形式のグループセッションを実施している。その内容は，アルコール・薬物の心身への弊害，依存症の特徴や回復過程，あるいは社会資源に関する心理教育と，物質渇望への対処スキルに焦点を置いた認知行動療法的なものである。このセッションは，米国で広く実施されている Matrix model[5] に範をとり，現在筆者らが各地で展開している「覚せい剤依存外来治療プログラム（Serigaya Methamphetamine Relapse Prevention Program; SMARPP）」[2] のワークブックを改訂したものを使用している。

　ｂ．ワークブック

　ワークブック（図1）は，28セッションから構成され，200ページあまりの分量となっている。これだけの分量を要したのは，臨床経験の乏しいスタッフでも，対象者とともにワークブックの記述を読みあわせ，課題について話し合うという方法でセッションを進めていけば，一定以上の治療水準を維持できるようにするためである。

　ｃ．自助グループ・メッセージ

　毎月2回，夜間にA.A.（Alcoholics Anonymous）メンバーによる院内メッセージを，毎月1回，N.A.（Narcotics Anonymous）メンバーによる院内メッセージを，それぞれ実施している。これらのメッセージは，退院後に社会資源の一つとして自助グループが存在することを知ってもらうだけでなく，対象者に少しでも回復のイメージを持ってもらい，治療動機を高めるためでもある。

　なお，A.A.やN.A.のセントラル・オフィスには，刑務所服役歴のあるメンバーを積極的に送ってもらうように要請している。医療観察法の対象者は，刑事責任を減免されているとはいえ，重大な他害行為を行ったという点で，刑務所服役歴を持つメンバーと共通点がある。こうした経験を持ちながら回復の努力を続けているメンバーからのメッセージが参加者の関心と回復への希望を喚起することを期待している。

| | |
|---|---|
| 第1回 | なぜアルコールをやめなきゃいけないの？ |
| 第2回 | 引き金と欲求（1） |
| 第3回 | 引き金と欲求（2） |
| 第4回 | 精神障害とアルコール・薬物乱用 |
| 第5回 | アルコール・薬物となじみ深いものとお別れしよう |
| 第6回 | アルコール・薬物のある生活からの回復段階——退院後の最初の1年間 |
| 第7回 | アルコールと薬物を使わない生活を送るために注意すべきこと |
| 第8回 | 退院後の生活のスケジュールを立ててみよう |
| 第9回 | 合法ドラッグとしてのアルコール |
| 第10回 | マリファナはタバコより安全？ |
| 第11回 | 引き金－考え－欲求－使用 |
| 第12回 | あなたのまわりにある引き金について |
| 第13回 | あなたのなかにある引き金について |
| 第14回 | 回復のために（1）——信頼と正直さ |
| 第15回 | 回復のために（2）——社会復帰と仲間 |
| 第16回 | 覚せい剤の身体・脳への影響 |
| 第17回 | 依存症ってどんな病気？ |
| 第18回 | 危険な状況を察知する |
| 第19回 | アルコールを止めるための三本柱——抗酒剤について |
| 第20回 | 再発を防ぐには |
| 第21回 | アルコールに問題を抱えた人の予後 |
| 第22回 | 再発の正当化 |
| 第23回 | アルコールによる身体の障害（1）——肝臓の病気 |
| 第24回 | 性の問題と休日の過ごし方 |
| 第25回 | アルコールによる身体の障害（2）——その他の臓器の病気 |
| 第26回 | 「強くなるより賢くなれ」 |
| 第27回 | アルコールによる脳・神経・筋肉の障害 |
| 第28回 | あなたの再発・再使用のサイクルは？ |

図1　ワークブックの目次

### d．プログラム実施上の工夫

　指定入院医療機関における入院期間は平均1年半が想定されており，通常のSUD専門病院に比べてかなり長い。したがって，参加者が，「飽きた」

などの理由から，プログラムから脱落しない工夫が必要となる。具体的に実施している方法としては，否認や抵抗を強めそうな直面化を多用せずに和やかな雰囲気の維持に努めること，独自に開発したワークブックの他に，適宜，多種多様な市販の教材を利用し，参加者が退屈しないように配慮すること，2カ月に1回程度の頻度でプログラム時間を依存症に関連したビデオ鑑賞にあてることなどの工夫である。

### e．担当多職種との連携と個別的対応

毎週のセッションの前後には運営スタッフと多職種スタッフの情報交換が行われる。そうしたやりとりのなかで，担当多職種が対象者に抗酒剤服用を提案するタイミングを検討したり，退院後の地域処遇計画のあり方などが議論されたりする。また，対象者の中でも比較的少数派に属する精神障害に罹患している者（たとえば，双極性障害や解離性障害などに罹患する対象者）を対象とした，少数回の小グループセッションを臨時開催することもある。

## Ⅲ　SUDを併発する対象者の治療に対する基本的な考え方

慢性精神病性障害が存在するからといって，SUDの治療の目標や内容は通常のSUD臨床と大きく変わるところはない。すなわち，アルコール使用障害の対象者の場合には断酒を，規制薬物使用障害の対象者の場合には断薬および断酒を目標として，心理教育的なプログラムを提供し，それが可能な病態であれば，自助グループという地域の支援資源も利用できるように誘導する。ただし，慢性精神病精障害患者の場合，以下の五点に配慮して治療を提供する必要がある。

第一に，精神病性障害のために理解力に制限があることから，グループワークでは単純明快な内容を心がける必要がある。そして第二に，幻聴や精神病性の不安・焦燥に対する自己治療として物質使用をする者も少なくないことから，そうした状況を想定した対処スキル獲得のための認知行動療法を実施していく必要もある。

第三に，対象者にはできるかぎり抗酒剤の服用を勧める。抗酒剤の適応は「アルコール依存」にかぎられたものではない。薬物使用障害患者の場合で

も，アルコール摂取が覚せい剤再使用の誘因となったり，アルコールによって誘発されたフラッシュバックで重大な他害行為にいたったりする者は少なくない。また，アルコール使用が，統合失調症患者の精神状態を悪化させたり，生活習慣の崩れからの怠薬を頻発させたりすることもめずらしくない。このような場合にも，抗酒剤の相対的適応はある。対象者には，「地域の援助者からの信頼を得るうえで大切なこと」として提案している。

第四に，SUD 臨床で重視される「否認打破」や「底つき体験」に拘泥せずに，あくまでも治療継続を第一とした地域生活の構造化が必要である。具体的には，福祉事務所と連携し，住居確保や経済的保証と引き替えに，抗酒剤服用，自助グループ参加や作業所通所，通院を義務づけ，これらの予定によって1週間の生活を構造化し，物質使用のリスクが高まる時間を極力減らす。適宜，統合失調症向けの社会資源をくみあわせ，併存症のない SUD 患者に対する場合よりも，ゆとりのある負担になりすぎないプログラムを心がける必要もある。

なお，従来，SUD 臨床では，治療動機を掘り起こすには「底つき体験」が必要と信じられてきたが，この「神話」は，あくまでもアルコールやヘロインなどの抑制系薬物の治療経験から出てきたものであって，覚せい剤の場合には，「底つき」を待っていると重大な暴力事件が発生してしまう。今日，覚せい剤乱用が深刻化している米国では，「否認」や「底つき体験」に拘泥せずに，できるだけ長期間治療の場につなぎ止めておく工夫が重視されるようになっている[9]。

最後に，毎日，関連諸機関の援助者の誰かしらが対象者と顔を合わせる機会を持つべく支援計画を策定し，対象者の社会的孤立を避けることが重要である。SUD 患者にとって，社会的孤立は，それ自体が物質渇望を刺激するトリガーである。彼らは，社会的スキルと人生経験の乏しさから，アルコールや薬物抜きの対人関係を持つことができず，仲間を求めて危険な状況に赴くことも多い。また，こうした濃厚な援助は，物質再使用を早期に察知し，暴力を未然に防ぐうえでも有効であろう。

## Ⅳ　医療観察法における SUD 治療の可能性と課題

### 1．医療観察法における SUD 治療の可能性

　SUD 臨床とは，本来，当事者の主体的な治療意欲を重視する医療であることから，医療観察法という強制的処遇の枠組みにはなじまないという意見がある。けれども，最近の研究は，SUD 治療は，自発的に行われても非自発的に行われても，その転帰に差はないことを明らかにしている[8]。現に，最も成功している非自発的な SUD 治療の例として，米国におけるドラッグコートの試みがある。この「治療的法学」の実践は，薬物犯罪だけでなく，他の犯罪を減少させることにも成功している[7]。その意味で，医療観察法の通院処遇において，少なくとも3年間の地域での治療継続を担保されているというメリットは大きい。

　また，医療観察法は，対象者との治療関係を友好的に保ちながら，対象者の否認打破を進めることが容易な制度でもある。というのも，処遇期間中に定期的に開催される審判やケア会議の場で，裁判所や地域援助者の側から，SUD に対する認識の甘さについて対象者に厳しく直面化をしてくれるからである。これが転機になって，対象者の物質使用障害への取り組みが深まることは少なくない。

### 2．医療観察法における SUD 治療の課題

#### ａ．指定通院医療機関におけるプログラムの欠如

　SUD の転帰は，治療プログラムの内容の質の高さではなく，プログラム提供期間の長さに最も影響される。したがって，ひとたび指定入院医療機関において治療に導入したら，指定通院医療機関でその介入が維持されなくては意味がない。しかし現実には，SUD に対する構造化された治療プログラムを実施している指定通院医療機関はごく一部に限られている。たとえば対象者が物質を再使用した場合にも，それを治療的に深める形で介入せずに漫然と放置していたり，単に物理的に物質摂取を抑止するために無意味な精神保健福祉法による入院を繰り返していたりする。その意味でも，指定通院

医療機関におけるプログラム整備は喫緊の問題といえるが，その際に足枷となっているのは，わが国の精神医療従事者が持つ物質関連障害に対する忌避的感情である。

#### b．中間施設などの社会的資源が乏しい

一般精神障害者を対象とする中間施設の多くが，規制薬物使用歴のある患者に忌避的であるために，退院後の住居を探すのは並大抵のことではない。当事者による民間回復施設が受け皿とならないこともないのだろうが，医療観察法の対象者で重篤な重複障害に罹患する者を，ダルクなどの当事者団体に丸投げするのは無責任とも感じられる。重複障害に特化した，公的な中間施設の設置が求められる。

#### c．規制薬物の再使用に関する扱い

医療観察法の場合，対象者の規制薬物再使用に関する情報は保護観察所という司法機関と共有するシステムとなっており，規制薬物の再使用に関する結果をつねに治療的に扱うことはできない。この問題に関しては，現時点では一定の見解がなく，今後，慎重な議論が求められるであろう。

## おわりに

聞くところによれば，「医療観察法は，『疾病性』の根拠となる精神障害（たとえば慢性精神病）を処遇する制度であって，それ以外の問題——その代表がSUDである——に関与すべきではない」という意見があるらしい。実際，われわれも，「医療観察法でSUDの治療をするのはいかがなものか」「処遇終了後に一般精神科医療でやるべきことでは？」という指摘を受けたことがある。

けれども，この指摘は，少なくとも医学的には間違っている。「重複障害例においては，二つの障害に対して包括的な治療を提供しなければならない」（NIDA; National Institute on Drug Abuse）[6]というのが国際的な標準となっているからである。要するに，併存するSUDに治療を提供するのは，糖尿病を併発する入院患者に糖尿病食を出すのと同じことといってよく，それを提供しないことが，すでに医療倫理に抵触する問題なのである。すなわ

ち，SUDに対する治療は，医療観察法であれ，一般精神医療であれ，それを発見した時点で介入を開始し，継続して提供すべきなのである。

## 文　献

1. Hodgins, S.: Mental disorder, intellectual deficiency, and crime. Evidence from a birth cohort. Arch. Gen. Psychiatry 49; 476-483, 1992
2. 小林桜児, 松本俊彦, 大槻正樹, ほか：覚せい剤依存者に対する外来再発予防プログラムの開発——Serigaya Methamphetamine Relapse Prevention Program(SMARPP). 日本アルコール・薬物医学会誌 42; 507-521, 2007
3. 廣　尚典：CAGE, AUDITによる問題飲酒の早期発見. 日本臨床 172; 589-593, 1997
4. Lindberg, N., Holi, M.M., Tani, P., et al.: Looking for pyromania: characteristics of a consecutive sample of Finnish male criminals with histories of recidivist fire-setting between 1973 and 1993: BMC Psychiatry 14; 5;47, 2005
5. Matrix Institute: http://www.matrixinstitute.org/index.html
6. National Institute of Drug Abuse (NIDA): http://www.drugabuse.gov/PODAT/PODAT1.html
7. Nolan, J.L.: Reinventing Justice: The American Drug Court Movement. Prinston University Press, 2001（小沼杏坪監訳：ドラッグコート——アメリカ刑事司法の再編. 丸善プラネット, 2006)
8. Pyszora, N.M., Telfer, J.: Implementation of the care programme Approach in prison. Psychiatric Bulletin 27; 173-176, 2003
9. Rawson, R.A., Urban, R.M.: Treatment For Stimulant Use Disorders: A Treatment Improvement Protocol. Diane Pub Co, 1999
10. Skiner, H.A.: The drug abuse screening test. Addict. Behav. 7; 363-371, 1982
11. Soyka, M.: Substance misuse, psychiatric disorder and violent and disturbed behaviour. Br. J. Psychiatry 176; 345-350, 2000
12. 鈴木健二, 村上　優, 杠　岳文, 他：高校生における違法性薬物乱用の調査研究. 日本アルコール・薬物医学会雑誌 34; 465-474, 1999
13. Swanson, J.W., Borum, R., Swartz, M.S., et al.: Psychotic symptoms and disorder and the risk of violent behaviour in the community. Criminal Behaviour and Mental Health 6; 309-329, 1996
14. 立津政順, 後藤彰夫, 藤原　豪：覚醒剤中毒. 医学書院, 1956
15. Wallace, C., Mullen, P., Burgess, P., et al.: Serious criminal offending and mental disorder. Case linkage study. Br. J. Psychiatry 172; 477-484, 1998

# 第16章
# アルコール・薬物依存症と自殺予防

## はじめに

　わが国の自殺による死亡者数は，1998年に3万人を超えて以降，13年間（本稿を執筆している2011年時点）にわたって高止まりのまま推移している。その背景にはバブル崩壊後に急増した多重債務や過重労働，さらに最近では，リーマン・ショック以後に問題化した雇用の悪化といった社会的要因の影響が大きいといわれている。こうした認識にもとづいて，現在わが国では，自殺対策を精神保健的対策に限定せずに，総合的・包括的な対策が進められてきた。自殺総合対策大綱において「総合」という言葉がついているのは，まさにそのような理由からであるが，その背景には，これまでの自殺対策があまりにも精神保健領域に偏っていたという反省があったのも事実である。

　しかし，筆者自身は「それだけでは足りない」と考えている。わが国における精神保健的領域の自殺対策は「うつ病対策」と同義という印象があるが，精神保健的対策もまたそれ自体が「総合的なもの」とならなければならない。とりわけ疑問なのは，なぜかわが国では自殺対策の文脈でアルコール・薬物などの物質乱用・依存が取り上げられてこなかったという事実である。海外の多くの自殺研究が，うつ病に次いで自殺との関連が深い精神障害として物質乱用・依存を取り上げ，WHOなどのガイドラインにおいても，物質乱用・依存は自殺に関連する精神障害として必ず引き合いに出されている。

　わが国で物質乱用・依存と自殺との関係が看過されてきた理由はさまざまに考えられるが，その一つとして，精神科医療関係者がそのことを知らなかったことも関係しているように思う。そこで，本章では，物質乱用・依存と自殺との関連について先行研究の知見を整理し，今後の自殺対策の展開に関していくつか提言をさせていただきたい。

# I 物質乱用・依存と自殺

## 1．海外の先行研究

　海外における心理学的剖検の手法を用いた自殺既遂者調査からは，自殺者の2〜4割はその行為の直前に物質関連障害に罹患していることが明らかにされている。たとえば，その先進的な国家的対策によって自殺死亡率減少に成功したフィンランドにおける大規模な心理学的剖検調査[13]でも，自殺既遂者の93%に何らかの精神障害への罹患が認められ，うつ病（66%）とともにアルコール乱用・依存（42%）の罹患率が高かったことが明らかにされている。

　他にも，アルコール乱用・依存と自殺との密接な関連を指摘する研究は枚挙にいとまがない。たとえば週250g以上の大量飲酒が15年後の自殺死亡のリスクを3倍高める[2]，あるいは，アルコール乱用・依存への罹患は将来における自殺のリスクを60〜120倍に高める[18]といった報告がある。また，アルコール乱用を呈するうつ病患者は，通常のうつ病患者よりもはるかに自殺のリスクが高いことが指摘されている[7]。

　アルコール乱用・依存だけではなく，薬物乱用・依存も深刻な問題である。あるメタ分析[9]では，乱用物質の種類ごとの物質使用障害罹患者の標準化自殺死亡率では，向精神薬20倍，複数物質19倍，オピオイド14倍，アルコール6倍，大麻4倍という数値が得られている。その多くはうつ病よりも高いオッズ比となっており，なかでも向精神薬乱用・依存が自殺との密接な関連が示唆されている。

## 2．国内の先行研究

　残念ながら，わが国には物質乱用・依存と自殺との関連を主張できるだけの十分なエビデンスがまだ集積されているとはいえない。特に自殺既遂者を対象とした研究からの知見が不足している。すでにわが国には二つの心理学的剖検調査[5,12]が施行されており，いずれの調査でも，自殺既遂者のなかで自殺直前に物質乱用・依存への罹患が推定された者はわずか4〜6%と報告されている。しかし，このデータは海外の研究とはあまりにも異なっており，

その妥当性については慎重に評価すべきである。

　実際，現在筆者らが進めている心理学的剖検調査[30]では，これらの国内の先行研究とは異なる結果が得られている。われわれの調査では，自殺既遂者の21％が自殺前1年以内にアルコール関連問題を呈しており，そのうちの8割がアルコール乱用もしくは依存の診断に該当することが明らかにされたのである。なかでも強調しておきたいのは，この21％の自殺既遂者は全員が仕事を持つ中高年男性であり，まさしく1998年における自殺急増の中心層と同じ属性を持っていた，ということである。

　しかも，そうした中高年男性の多くが，借金や離婚といった社会的問題を抱えるなかで「眠るために」飲酒を続けており，最期の行動におよぶ際にアルコールを摂取していた。なお，こうした自殺既遂者のなかには精神科治療中の者もいたが，アルコール乱用・依存に対する専門的な援助を受けていた者は皆無であり，「うつ病」などといった診断のもとに漫然とした薬物療法がなされていたのである。

　われわれの調査結果は，働き盛りの男性の自殺予防のためにはアルコール問題は無視できないこと，社会的問題を複雑化させ，悩む男性たちをいっそう「崖っ縁」に追い詰める要因としてアルコールの影響が無視できないこと，精神科医自身がアルコール問題に対する診断・対応能力を向上させる必要があることを示している。

　さて，自殺既遂ではなく，自殺念慮や自殺企図を評価対象とした研究であれば，国内にもいくつかの報告がある[15, 16, 21, 22, 24, 25]（表1）。筆者らによる専門病院入院患者の調査[16]では，アルコール乱用・依存患者における自殺念慮の経験が55.1％，自殺企図の経験が30.6％であり，薬物乱用・依存患者に至っては自殺念慮が83.3％，自殺企図が55.7％という，非常に高い経験率が達していた。さらに，「自殺したい」「チャンスがあれば自殺するつもりである」といった，現在の切迫した自殺念慮について質問してみると，アルコール乱用・依存患者の9.8％，薬物乱用・依存患者の19.1％がこれを自覚していた。全員が開放病棟に任意入院していたことを考えると，何とも恐ろしい話である。

　なお，この調査では，アルコール乱用・依存患者でも十分に高度な自殺傾

表1　物質乱用・依存患者における自殺念慮と自殺企図の経験率に関する国内の研究

| | 大原[22] (1971) アルコール | 清野[25] (1971) アルコール | 斎藤[24] (1980) アルコール | 松本桂樹[15] (2000) アルコール | 松本俊彦[16] (2009) アルコール | 岡坂ら[21] (2006) 薬物 | 松本俊彦[16] (2009) 薬物 |
|---|---|---|---|---|---|---|---|
| 被験者数 (人) | 85 | 80 | 120 | 81 | 244 | 101 | 92 |
| 調査方法 | 面接調査 | カルテ調査 | 面接調査 | 質問紙法 | 質問紙法 | 質問紙法 | 質問紙法 |
| 対象者 | 入院アルコール依存症患者 | 入院アルコール依存症患者 | 入院アルコール依存症患者 | 入院・通院アルコール依存症患者 | 入院アルコール依存症患者 | 民間薬物依存回復施設入所者（男性） | 入院薬物依存症患者 |
| 対象者平均年齢 (歳) | 46.7 | 不明 | 不明 | 51.5 | 49.3 ± 11.5 | 33.7 | 33.9 ± 8.5 |
| 自殺念慮 (%) | 28.2 | 不明 | 28.3 | 61.7 | 55.1 男性 49.4 女性 81.1 | 55.4 | 83.3 男性 79.7 女性 90.3 |
| 自殺企図 (%) | 15.3 | 3.8 | 25.8 | 29.6 | 30.6 男性 23.3 女性 62.2 | 49.5 | 55.7 男性 49.1 女性 67.7 |

向が認められたが，薬物乱用・依存患者の場合ではそれをはるかにしのぐ高度な自殺傾向があることが明らかにされている。薬物乱用・依存患者は，アルコール乱用・依存患者以上に，幼少期の被虐待体験や家族の自殺行動に曝露された経験を持っており，精神障害の併存率も高いことが知られている。しかし現実には，それにもかかわらず，薬物乱用・依存患者は医療関係者から治療を忌避されることが少なくない。民間回復施設入所者の調査からやはり薬物依存者の高い自殺傾向を明らかにした岡坂ら[21]は，「自殺企図を行っ

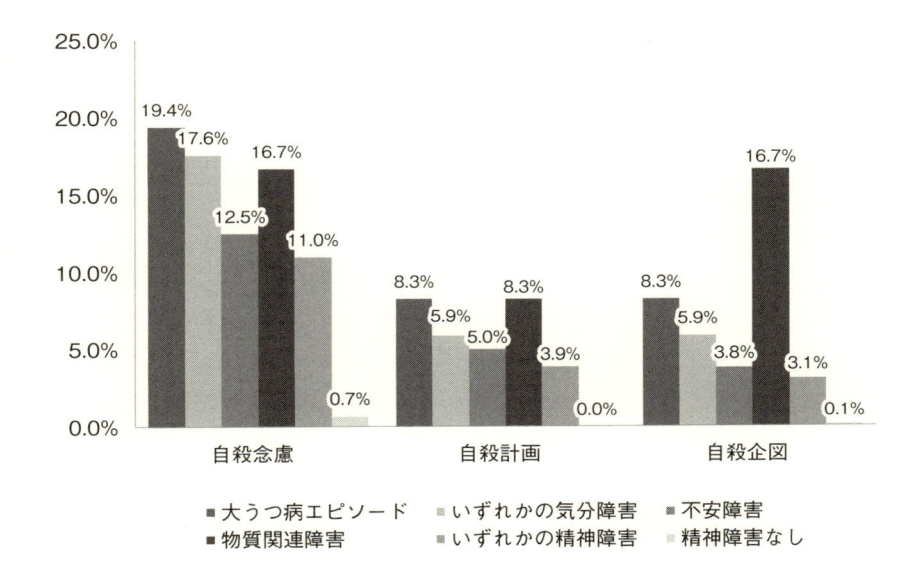

図1 地域住民における過去12ヶ月間の精神医学的診断(DSM-Ⅳ)別の自殺関連行動の頻度(文献11より引用)

た薬物依存者の約半数が，自殺企図におよぶ直前に医療機関に受診して何らかの助けを求めながら，適切な援助を提供されていなかった」という事実を指摘している。自殺予防という観点からはこのような援助者側が陰性感情を克服する必要があるかもしれない。

構造化面接によって物質乱用・依存と自殺関連事象との興味深い関係を明らかにした，川上による地域住民調査[11]（図1）についても触れておきたい。その報告によれば，過去12ヵ月の自殺念慮は，うつ病の診断に該当する者で19.4%であったのに対し，物質関連障害では16.7%，また自殺企図の経験は，うつ病8.3%に対し，物質関連障害では16.7%であった。この調査結果で興味深いのは，「自殺の計画を立てた」経験に関してはうつ病該当者と物質関連障害該当者に差はないにもかかわらず，自殺企図の経験は，物質関連障害該当者ではうつ病該当者よりもはるかに高く，しかも，自殺計画の経験者よりも自殺企図の経験者の方が多いという点である。このことは，物質関連

障害該当者の少なくない者が具体的な計画性を欠いた自殺企図におよんでいることを示しており，物質関連障害に罹患する者の自殺行動の特徴といえるかもしれない。

### 3．なぜ物質乱用・依存は自殺のリスクを高めるのか
　物質乱用・依存が自殺のリスクを高める理由としては，以下の三つの要因が考えられている[6]。第一の要因は，併存する精神障害によるものである。実際，物質乱用・依存患者は気分障害やパーソナリティ障害を併存している者が多く，物質乱用・依存の併存がそうした精神障害の悪化をもたらすことが知られている。第二の要因は，二次的に心理社会的状況の悪化である。すなわち，物質乱用・依存の存在が，失職や逮捕・服役，離婚や絶縁といった社会的孤立をもたらすことが少なくなく，乱用・依存者の自殺リスクを高めるわけである。そして，最後の要因が乱用物質の直接的影響によるものである。すなわち，アルコールや薬物の薬理作用が衝動性を亢進させ，自殺行動を促進するのである。事実，自殺既遂者の32〜37%[4,10]，自殺未遂によって救急医療機関に搬送された患者の40%[4]からアルコールが検出されるという報告がある。先述した川上の調査も，「死にたいと思っていたが，死ぬ勇気はなかった。でも，酔ったら恐怖感がなくなって」といった，計画性のない自殺行動を裏付ける結果といえる。

## II　物質使用と自殺

　前節では，物質乱用・依存という病的な物質使用様態と自殺との関連について論じたが，本節では，正常範囲内の物質使用と自殺との関連について触れておきたい。

### 1．アルコール消費量と自殺
　海外には，国内の年間アルコール消費量と自殺死亡率とのあいだにおける有意な相関を支持する研究が数多く存在している。ロシアでは，ペレストロイカ時代におけるアルコール販売制限と自殺死亡率の減少との有意な正の相

関が確認されており[29]、一方、米国では、最低飲酒年齢の引き上げが若年者の自殺率減少に寄与したことが明らかにされている[3]。またデンマークでは、アルコール飲料だけの価格高騰という「自然の実験」により自殺率の低下が見られ[26]、ポルトガルでは、個人の年間アルコール消費量が1リットル増えると男性の自殺死亡率が1.9%上昇したことを報告されている[27]。

このように、国内アルコール消費量と自殺死亡率との正の相関を支持する研究は枚挙にいとまがないが、その関連は必ずしも単純ではなく、それぞれの国における飲酒文化や年代・性別との関係を考慮する必要がある。たとえば、欧州14カ国を対象とした調査によれば、アルコール消費量の多い欧州南部ではアルコール消費量と自殺死亡率のあいだに相関は認められず、消費量の少ない欧州北部でのみ有意な正の相関が見られる[23]。また、日常的な飲酒自体が困難なほど経済的に困窮しているために国内アルコール消費量が極端に少ない国では、アルコール消費量と自殺死亡率とはむしろ負の相関を示すという指摘もある。さらにフィンランドでは、15〜49歳の年齢層ではアルコール消費量と自殺率とのあいだに正の相関が認められたが、50歳以上の年代では相関が認められなかったことが報告されている[14]（なお、フィンランドでは、国民ひとりあたりの年間アルコール消費量が純アルコール換算で1リットル増えると、その年の男性の自致死亡率が16%（！）も上昇するといわれている）。

わが国には、男性の地域住民のアルコール消費量と自殺死亡率に関して二つのコホート調査がある。その一つである、全国11の保健所、国立がんセンター、国立循環器センターなどの共同疫学研究[1]では、日本人のアルコール消費量と自殺死亡率との興味深い関連を示唆している。すなわち、アルコールを「飲まない」者は、「時々飲む」という者よりも自殺のリスクが高いが、日本酒換算にして1日約2.5合以上飲む（1週間で18合）」という者では自殺のリスクが高いという。すなわち、わが国では、アルコール消費量と自殺死亡との関係は、虚血性心疾患などと同様、「U字型」もしくは「J字型」の相関関係を持っているということになる。一方、宮城県で実施されたもう一つのコホート調査[20]では、飲酒量の増加に伴って自殺死亡率が高くなるという正の相関が見られたという。

この二つの研究から示唆されるのは，アルコール乱用・依存の診断に該当するか否かに関係なく，多量に飲酒すること自体が自殺の危険因子となりうる，ということである。アルコールは日本人の生活のなかに深く浸透している精神作用物質であり，日本は飲酒に寛容な国である。しかし，自殺予防という観点からみれば，乱用・依存の水準に達しない，正常範囲内の飲酒についても，一定の注意を払う必要がある。

## ２．薬物使用と自殺

　わが国では，依存性薬物の多くが法令によって規制されており，薬物の使用自体が犯罪を構成することとなる。その意味では，「正常範囲内の薬物使用」という表現は適切ではないが，ここでは医療機関から処方された向精神薬の問題を取り上げたい。

　現在筆者らが実施している心理学的剖検研究[19]では，調査対象となった自殺既遂者の46%が精神科治療中であったことが分かっている。この数値の妥当性については慎重に検討する必要があるが，東京都福祉保健局が実施した自死遺族からの聞き取り調査[28]でも，自殺既遂者の52%が死亡2週間前に精神科・心療内科に相談していたと報告されていることを付言しておきたい。

　ともあれ，われわれの調査では，こうした精神科治療中の自殺既遂者の特徴として，縊首や飛び降りといった最期の致死的行動に際して，処方された向精神薬を過量摂取していた者が多いことが明らかにされている。このことは，この一群の自殺既遂者が，過量摂取された向精神薬がもたらす酩酊状態に後押しされて，周到な計画性のない自殺行動に至った可能性が否定できないことを示している。

　今日，精神科診療は限られた時間のなかでどうしても薬物療法に偏った治療とならざるを得ない状況にあるが，果たしてこうした短い診療のなかで十分な自殺のリスクアセスメントがなされているのかどうか，改めて考え直す必要があるのかもしれない。実際，筆者は救急医療関係者から，「この10年間，確実に精神科医が増えているはずなのに，自殺者が減らない代わりに過量服薬で自殺未遂して救命救急センターに搬送される患者ばかりが増えてい

る」という辛辣な,しかし反論の余地のない皮肉を言われることがある。向精神薬の過量摂取に対して何らかの対策をとらなければ,今後,「精神科医は向精神薬を処方することで自殺を幇助している」「精神科受診自体が自殺の危険因子ではないか」などといった不当な誹りを受けないとも限らない。

## III 自殺対策のなかで物質乱用・依存問題にどう向き合うべきか

　わが国では長らく「うつ病偏重」の自殺対策が続いていたが,2008年10月に閣議決定された自殺総合対策大綱の一部改正(「自殺対策加速化プラン」)において,ようやくそこからの脱却の契機が訪れた。すなわち,自殺ハイリスク者対策の一つとして「アルコール・薬物依存症対策」が明記されるに至ったのである。しかしながら,現時点ではまだ自殺予防の文脈のなかでアルコール・薬物依存症への具体的対策は示されていない状況にある。

　そこで本節では,今後の自殺対策のなかでどのように物質乱用・依存の問題を取り上げるのかについて,現在,筆者が考えていることを提示しておきたい。

### 1. 地域住民への啓発

　筆者は,うつと自殺に関する啓発はすでに十分に浸透しているという実感を持っている。かつてに比べれば,精神科受診に対する心理的抵抗感が著しく減少し,精神科通院患者も激増しているといってよい。それに比べると,アルコールと自殺との関連についての啓発は地域住民にはほとんど浸透していない状況である。飲酒運転とアルコール依存に関する啓発と同様,自殺に関する啓発も進めていく必要がある。

　また,全日本断酒連盟と協力して行った断酒会員を対象とした調査[8]では,断酒会員の多くが自殺を考えた時期があったが,断酒会参加後にはこうした考えを抱かなくなったことが明らかにされている。その意味では,断酒会をはじめとする自助グループが自殺予防に資する団体であることも,併せて広く社会に知られるべきであろう。

　なお,筆者が所属する自殺予防総合対策センターが作成したパンフレッ

ト『中高年の自殺予防に取り組む人のための10箇条』のなかでは,「7. アルコールは自殺を引き寄せます」としてこの問題に触れている。また,同センターでは,地域住民を対象とした,アルコール関連問題とうつ・自殺との啓発資材として『のめば,のまれる』というパンフレットも作成している。こうした啓発資材を活用していただければと考えている（詳しくは,自殺予防総合対策センターホームページ『いきる』http://ikiru.ncnp.go.jp/ikiru-hp/index.html を参照のこと）。

## 2. 精神科医療従事者の対応能力向上

### a. 医師の卒前・卒後教育における知識・理解の向上

現状では,医師の養成機関である大学医学部における物質乱用・依存に関する教育が不十分である。また,精神科医のトレーニングのなかでもこの領域は軽視された状況にあり,精神科医の多くが中毒性精神病の臨床経験を持っているものの,より本質的な問題である物質乱用・依存については診断能力・対応能力ともに不足していることが少なくない。このような知識・理解の不足が,物質乱用・依存患者に対する漠然とした苦手意識や忌避的感情の原因になっている可能性がある。

### b.「底つき」理論からの脱却

筆者が厚生労働科学研究『薬物・アルコール依存者の自殺の実態とその予防に関する研究』の一環として開催した会議では,複数の専門家から,「援助者による『底つき』理論の乱用によって自殺している患者が少なくない」という指摘がなされている。

わが国では,長い間,物質乱用・依存の援助にあたっては,「依存からの回復には,本人が底つき体験をして主体的な治療意欲を持つことが重要であり,本人が底つき感を体験するためには,中途半端な援助をして尻ぬぐいしないことが大切」と信じられてきた。ときにこの理屈が,援助者が物質乱用・依存者にかかわらないことの免罪符とされる事態も皆無とはいえなかった。海外では,どのような段階の物質乱用・依存者にも介入は可能であるという認識から動機付け面接が広く行われるようになり,すでにこの「底つき」理論は否定されていることを強調しておきたい[17]。

そもそも、「底つき」の時点であらゆるものを失った乱用・依存者の脳裏には、もはや自殺しか思い浮かばず、断酒・断薬の意欲など到底持てないのではなかろうか。その意味では、多くを失う前にいかにして本人に主観的な「底つき感」を体験させるか、という「底上げ」の技法について多くの議論が費やされるべきであろう。

### c．治療オプションの拡充

わが国には物質乱用・依存治療のための支援資源がきわめて少ない。少数の専門病院の他には、断酒会、A.A.（Alcoholics Anonymous）、N.A.（Narcotics Anonymous）、DARC（Drug Addiction Rehabilitation Center）といった当事者による自助的な支援しかない状況である。このような状況のなかで、もしも患者がこうした既存の支援資源による治療を拒んだ場合には、援助者は「否認が強い」「底つきが足りない」と判断してしまう事態も少なくない。しかし、これは援助側の屁理屈でしかない。現在、筆者らはワークブックとマニュアルにもとづいた物質依存に対する認知行動療法を開発しているが[17]、このような既存の治療法とは別の治療オプションが増えることで、支援につながる患者も少なくないと考えている。

### d．重複障害やトラウマへの対応

先述した厚生労働科学研究の会議では、自殺した物質乱用・依存患者の多くが他の精神障害が併存する重複障害に罹患していたことも指摘されていた。こうした重複障害患者は、一般精神科医療からは「物質の問題があるから対応できない」として、そして、依存専門病棟からは「治療プログラムに乗れないから適応ではない」として治療を断られ、支援の谷間にこぼれ落ちてしまう場合がある。ことに薬物乱用・依存患者の場合には、こうした重複障害患者が民間回復施設に丸投げされた結果、施設内での自殺を招いている事例がある。重複障害は医療が責任を持って対応すべき問題であり、その意味でも重複障害に特化した治療プログラムの開発が喫緊の課題である。

また、物質乱用・依存患者のなかにはさまざまな外傷体験を持っている者が少なくなく、それが物質使用を促進している場合がある。このような場合、単に断酒・断薬するだけでは生活機能は改善しないばかりか、断酒・断薬したことで自殺のリスクが高まる場合もある。断酒会員の調査[8]では、現在に

おける良好な精神的健康に関連する要因として，断酒期間の長さや断酒会例会への継続的参加に加えて，「親がアルコール問題を持っていないこと（＝いわゆる「アダルト・チルドレン」でないこと）」が関係していた。このことは，単に断酒・断薬を続けるだけでは解決しない心的外傷の問題が存在し，断酒・断薬中の依存者に対する心理社会的アフターケアも重要な精神保健の課題であることを示す結果といえるであろう。

## おわりに

　以上，本章では，アルコール・薬物の乱用・依存と自殺との関連について概説し，その知見にもとづいて，今後わが国の自殺対策の文脈のなかで何が課題となるのかについて，筆者の私見を提示させていただいた。

　あえて口幅ったいことをいわせていただけば，わが国の精神科医療は援助者が手をつけやすいところを中心に発展してきた印象が否めない。それは，たとえば一般精神科医療においては統合失調症であり，自殺対策においてはうつ病という，いずれも医学的モデルにはまりやすく，医療者が共感しやすい病態ということである。その一方で，医療者として陰性感情を惹起される領域については，精神科医療の苦手分野として放置されてきた。そして，そのような分野の一つとして物質乱用・依存がある。

　自殺予防のためには，援助者が自らの苦手分野を克服する必要がある，というのが筆者の考えである。そのためには，精神保健的領域の自殺対策もまたそれ自体が「総合的なもの」となり，精神保健的支援全体の底上げがなされなければならない。筆者はそのように信じている。

**文　献**

1. Akechi, I., Iwasaki, M., Uchitomi, Y., et al: Alcohol consumption and suicide among middle aged men in Japan. Br. J. Psychiatry 188; 231-236, 2006
2. Anderson, P.: Excess mortality associated with alcohol consumption. B.M.J. 297 (6652); 824-826, 1988
3. Birckmayer, J., Hemenway, D.: Minimum-age drinking laws and youth suicide, 1970-1990. Am. J. Public Health 89; 1365-1368, 1999

4. Cherpitel, C.J., Borges, G.L., Wilcoa, H.C.: Acute alcohol use and suicidal behavior: A review of literature. Alcohol. Clin. Exp. Res. 28（5 Suppl）; 18S-28S, 2004
5. 張　賢徳：第七章：日本の自殺と精神障害の関係——東京調査の結果．張　賢徳：人はなぜ自殺するのか：心理学的剖検調査から見えてくるもの．pp.113-137, 勉誠出版, 東京, 2006
6. De Leo, D., Evans, R.: Chapter 10: The impact of substance abuse policies on suicide mortality, In:（De Leo D, Evans R）International Suicide Rates and Prevention Strategies, pp.101-112, Hogrefe & Huber, Cambridge, 2004
7. Dumais, A., Lesage, A.D., Alda, M., et al: Risk factors for suicide completion in major depression: a case-control study of impulsive and aggressive behaviors in men. Am. J. Psychiatry 162; 2116-2124, 2005
8. 赤澤正人, 松本俊彦, 立森久照, ほか：アルコール関連問題を抱えた人の自殺関連事象の実態と精神的健康への関連要因．精神神経学雑誌 112; 720-733, 2010
9. Harris, E.C., Barraclough, B.: Suicide as an outcome for mental disorders. A meta-analysis. Br. J. Psychiatry 170; 205-228, 1997
10. 伊藤敦子, 伊藤順通：外因死ならびに災害死の社会病理学的検索（4）飲酒の関与度．東邦医会誌 35; 194-199, 1988
11. 川上憲人：わが国における自殺の現状と課題．保健医療科学 52; 254-260, 2003
12. 川上憲人, 竹島　正, 高橋祥友ほか：心理学的剖検のパイロットスタディに関する研究：症例・対象研究による自殺関連要因の分析．厚生労働科学研究費補助金こころの健康科学研究事業「自殺の実態に基づく予防対策の推進に関する研究（主任研究者：北井暁子）」平成18年度総括・分担報告書, pp.7-26, 2007
13. Lonnqvist, J.K., Henriksson, M.M., Isometsa, E.T., et al: Mental disorders and suicide prevention. Psychiatry Clin Neurosci 49; Suppl 1; S111-116, 1995
14. Makela, P.: Alcohol consumption and suicide mortality by age among Finnish men, 1950-1991. Addiction 91; 101-112, 1996
15. 松本桂樹, 世良守行, 米沢宏ほか：アルコール依存症者の自殺念慮と企図．アディクションと家族 17; 218-223, 2000
16. 松本俊彦, 小林桜児, 上條敦史, ほか：物質使用障害患者における自殺念慮と自殺企図の経験．精神医学 51; 109-117, 2009
17. 松本俊彦, 小林桜児：薬物依存者の社会復帰のために精神保健機関は何をすべきか？日本アルコール薬物医学会雑誌 43; 172-187, 2008
18. Murphy, G.E., Wetzel, R.D.: The lifetime risk of suicide in alcoholism. Arch. Gen. Psychiatry 47; 383-392, 1990
19. 内閣府：特集3　自殺予防と遺族支援のための基礎調査．平成21年版自殺対策白書, pp.56-66, 内閣府, 2009
20. Nakaya, N., Kikuchi, N., Shimizu, T., et al.: Alcohol consumption and suicide mortality among Japanese men the Osaki Study. Alcohol 41; 503-510, 2007

21. 岡坂昌子，森田展彰，中谷陽二：薬物依存者の自殺企図に関する研究——自殺企図の実態とリスクファクターの検討．日本アルコール・薬物医学会雑誌 41; 39-58, 2006
22. 大原健士郎：アルコールと自殺——アルコール依存症と自殺との関係からの考察．CLINICIAN 396; 1141-1145, 1990
23. Ramstedt, M.: Alcohol and suicide in 14 European countries. Addiction, 96: Suppl 1; S59-S75, 2001
24. 斎藤　学：アルコール依存症者の自殺企図について．精神神経学雑誌 82; 786-792, 1980.
25. 清野忠紀：アルコールおよび薬物中毒者の自殺企図に関する研究．精神医学 13; 901-909, 1971
26. Skog, O.J.: Alcohol and suicide in Denmark 1911-24--experiences from a 'natural experiment.' Addiction 88; 1189-1193, 1993.
27. Skog, O.J., Teixeira, Z., Barrias, J., et al: Alcohol and suicide: the Portuguese experience. Addiction 90; 1053-1061, 1995 Waldrop, A.E., Hanson, R.F., Resnick, H.S. et al.: Risk factors for suicidal behavior among a national sample of adolescents: implications for prevention. J. Trauma. Stress 20; 869-879, 2007
28. 東京都福祉保健局編：自殺実態調査報告書——自死遺族からの聞き取り調査．pp.41-44, 2009
29. Wasserman, D., Varnik, A., Eklund, G.: Male suicides and alcohol consumption in the former USSR. Acta. Psychiatr. Scand. 89; 306-313, 1994
30. 赤澤正人，松本俊彦，勝又陽太郎，ほか：アルコール関連問題を抱えた自殺既遂者の心理社会的特徴．日本アルコール・薬物医学会雑誌 45; 104-118, 2010

# 第 17 章
# 薬物依存臨床における司法的問題への対応

## はじめに

　薬物依存臨床に従事する援助者は，そのさまざまな局面において司法的問題とのかかわりを避けることができない。そして，そのことが援助者をして薬物依存臨床にかかわることを忌避させる一因となっているように思われる。
　無理もない話かもしれない。そもそも，その多くが法令によって規制されている薬物を使用すること自体が，犯罪を構成する行動だからである。経験の乏しい援助者であれば，患者が違法薬物を使っていることが判明した場合にはどのように対応すべきか，といった点から悩むのは当然である。また，入院治療中の違法薬物の持ち込みや自己使用，あるいは，通院治療のなかで尿検査を実施したところ覚せい剤反応が陽性となった場合の対応なども悩ましい問題であろう。
　問題は薬物使用に関するものだけではない。薬物依存症患者のなかには，反社会的な行動をとる者も少なくなく，援助者自身が患者からの暴力・脅迫に曝される可能性がないとはいえないのである。また，せっかく入院治療にまで至ったものの，強い薬物渇望に圧倒されて薬物依存症患者が病棟から抜け出してしまう場合も珍しくない。こうした場合，援助者としてどこまで責任を負い，どこから薬物依存症自身に責任を求めるのかといった点については，誰も公式には教えてくれない。
　本章では，このように薬物依存症の援助をするにあたって，知っておくべき司法的問題を整理し，援助者としての対応の指針を概説したい。

# I　わが国の依存性薬物に関する法令

　最初に，薬物乱用・依存の臨床に関連する法令について概説しておきたい。

## 1．歴史的背景
　わが国の薬物犯罪取締法令には，麻薬及び向精神薬取締法，あへん法，大麻取締法，覚せい剤取締法，毒物及び劇物取締法の五つの法令があるが，わが国における薬物に対する法規制の歴史は意外にも浅い。戦前にも太政官布告（1868年），（旧）阿片法（1897年）などによる麻薬の規制は行われていたが，本格的な取り組みは，第二次世界大戦後，GHQ指導下におけるポツダム勅令による麻薬，あへん，大麻の規制からといってよい。
　このポツダム勅令はまもなく麻薬取締法および大麻取締法（1948）へと発展した。その後，軍需品であったヒロポンの流通によって，文化人や学生から端を発して未曾有の覚せい剤汚染が発生するに及び（第一次覚せい剤乱用期），覚せい剤取締法（1951年）が制定されることとなった。また，麻薬取締法は制定後に何度かの改正が行われ，特にヘロイン乱用問題に対応した1963年の改正では，麻薬中毒者の措置入院制度など，罰則強化や対象薬物拡大だけにとどまらない医療・保護的制度も加わり，現在の麻薬及び向精神薬取締法（1990年）にも引き継がれている。さらに，1960年代後半，フーテン族を中心とした有機溶剤乱用の流行に対しては，1972年，毒物及び劇物取締法による有機溶剤乱用の規制が行われた。わが国における薬物関連法令制定の歴史は，そのまま戦後の薬物乱用をめぐる社会情勢を反映している（表1）。

## 2．各法令の規制と概要
### a．麻薬及び向精神薬取締法（以下，麻向法）
　この法令の規制対象は，麻薬，麻薬原料植物，向精神薬，麻薬向精神薬原料である。ただし，規制の方法は麻薬と向精神薬で異なっていることに注意されたい。

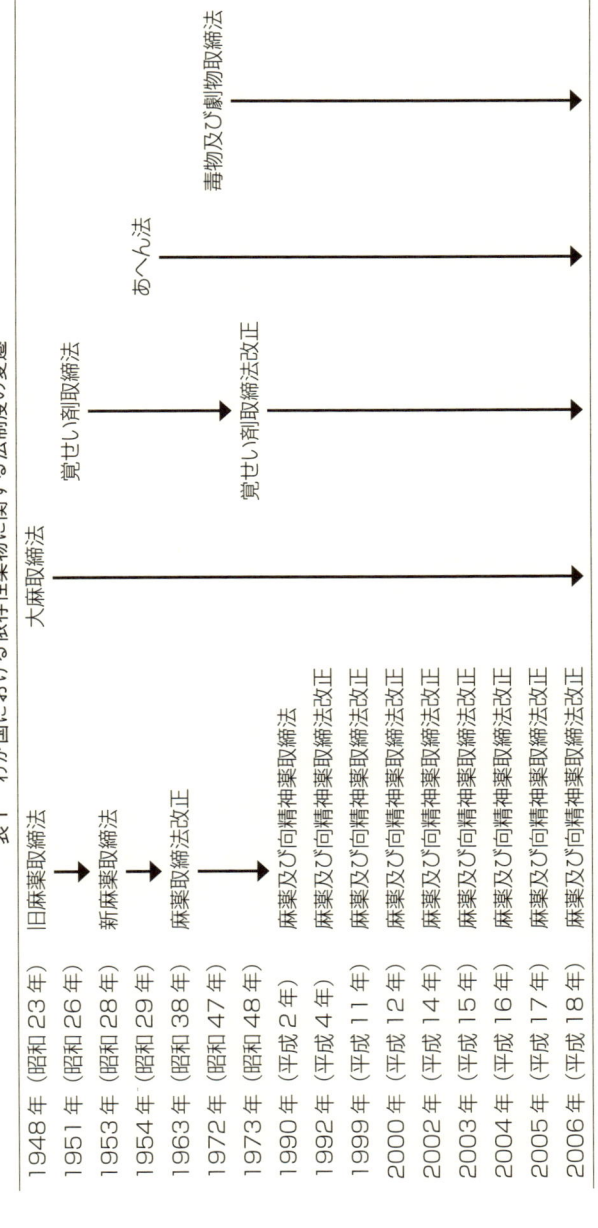

表1　わが国における依存性薬物に関する法制度の変遷

| 年 | 法制度 |
|---|---|
| 1948年（昭和23年） | 旧麻薬取締法／大麻取締法 |
| 1951年（昭和26年） | 新麻薬取締法 |
| 1953年（昭和28年） |　　　　　　　　　　あへん法 |
| 1954年（昭和29年） | 麻薬取締法改正 |
| 1963年（昭和38年） | 　　　　　　　覚せい剤取締法 |
| 1972年（昭和47年） |  |
| 1973年（昭和48年） | 　　　　　　　　　覚せい剤取締法改正／毒物及び劇物取締法 |
| 1990年（平成2年） | 麻薬及び向精神薬取締法 |
| 1992年（平成4年） | 麻薬及び向精神薬取締法改正 |
| 1999年（平成11年） | 麻薬及び向精神薬取締法改正 |
| 2000年（平成12年） | 麻薬及び向精神薬取締法改正 |
| 2002年（平成14年） | 麻薬及び向精神薬取締法改正 |
| 2003年（平成15年） | 麻薬及び向精神薬取締法改正 |
| 2004年（平成16年） | 麻薬及び向精神薬取締法改正 |
| 2005年（平成17年） | 麻薬及び向精神薬取締法改正 |
| 2006年（平成18年） | 麻薬及び向精神薬取締法改正 |

この法令は，厚生労働大臣の免許を持つ麻薬取扱者（麻薬製造・製剤・販売業者など）や都道府県知事の免許を持つ麻薬施用者（研究・医療での使用者）以外の者が，麻薬を所持，輸出・輸入，製造，製剤，譲渡・譲受，施用・使用することを禁じている。ここでいう麻薬とは，医学的概念ではなく法律的概念であり，ヘロイン，モルヒネなどのアヘンアルカロイドという医学的概念における麻薬に加え，コカイン，LSD，MDMA（エクスタシー）などの合成麻薬も含まれていることに注意したい。さらに，2002年の改正によって，脱法ドラッグとして社会問題化した，サイロシビンなどの催幻覚物質を含有するキノコ類やその菌糸（通称「マジックマッシュルーム」[1])，あるいは，2005年に東京都内で発生した，急性中毒状態での殺人事件に関与した5-Meo-DIPT[2]（通称「フォクシー」）も，新たに規制の対象として追加されている。

　また，向精神薬に関しては，乱用された場合の有害性の程度を考慮し，麻薬よりは緩やかな規制を行っており，医療用の施用に関しても，向精神薬処方箋を受けていれば問題はない。それでも，依存性・乱用の危険性にもとづいて，向精神薬は第1種から第3種にまで分類され，種別に応じて輸出・輸入の規制や保管・管理について異なる規制が定められている。また，製造，販売，輸出・輸入，試験・研究などの取り扱いに際しても，厚生労働大臣や都道府県知事の免許が必要である。

　なお，麻向法には，他の薬物犯罪取締法にはない特徴があり，麻薬中毒者に対する医療・保護制度に関する規定，および，医師などによる都道府県知事への届け出義務が定められている。これについて後述する予定である。

### b．あへん法

　この法令の規制の対象は「けし」「けしがら（「けし」の麻薬を抽出できる部分）」「あへん（「けし」の液汁が凝固したもの）」である。この法令では，あへんの使用は医療および学術研究目的に限定されており，厚生大臣の免許がなければ，けしの栽培，あへんの採取，輸出・輸入，買い取り，受け渡し，所持を禁じている。また，あへん・けしがらの吸食については全面的に禁止されている。なお，生あへんを医薬品として加工した「あへん末」は麻薬とみなされ，麻向法の規制対象である。

#### c．大麻取締法

この法令では，都道府県知事の免許を受けた大麻取扱者以外による，大麻の所持，栽培，譲渡・譲受，輸入・輸出，研究目的の使用が禁止されている。大麻そのものの使用を禁止する規定はないが，大麻から製造した医薬品の施用，施用のための交付，受施用は全面的に禁止されており，大麻から成分の抽出，抽出成分（ハッシシ・オイルなど）の使用は，麻向法によって禁止されている。

#### d．覚せい剤取締法

この法令は，「覚せい剤」および「覚せい剤原料」である。本法令は，覚せい剤の用途を医療および学術研究に限定し，指定された取扱者以外による，覚せい剤および覚せい剤原料の輸入・輸出，製造，所持，譲渡・譲受，使用を禁止している。

覚せい剤は，後述する麻向法における医療・保護制度の対象とはなっておらず，都道府県知事への届出・通報義務はなく，警察への通報義務もない。しかし，たとえ医師が通報したとしても，これは医師の守秘義務違反にはあたらない。過去に医療機関で偶然実施した検査により覚せい剤使用が判明した患者を通報した医師が，「守秘義務違反」として告訴される事件があったが，この事例に関してはすでに最高裁判所が，「治療や検査中に違法薬物を検出した場合，これを捜査機関に通報するのは正当。守秘義務に違反しない」という判断を示している。要するに，医師は患者の覚せい剤使用について警察に通報してもしなくとも，法的には問題がないわけである。

なお，筆者が厚生労働科学研究班で行った専門家会議[3]では，班員全員が，「覚せい剤の再使用は依存症の認識を深める重要な契機となるので，司法的な対応ではなく，あくまでも治療的にとりあげるべきである」という見解で一致している。

#### e．毒物及び劇物取締法

この法令でいう有機溶剤とは，トルエンと酢酸エチル，トルエンまたはメタノールを含有するシンナー，接着剤，塗料，閉塞用またはシーリング用の充填料である。本法令では，これらの有機溶剤を摂取・吸入すること，あるいは摂取・吸入の目的で所持すること，こうした目的を知って販売または授

与することを禁止している。覚せい剤と同様、麻向法における医療・保護制度の対象ではなく、届出・通報義務もない。

なお、上述した各法令における違反様態と罰則を表2に整理しておく。

## Ⅱ　麻向法の届け出・通報義務と医療・保護制度

### 1．届け出・通報義務

最初に明言しておきたいのは、いずれの違法薬物についても、援助者が警察への通報することを義務づけた法令はない、ということである。もしも援助者が公的機関に所属する公務員である場合には、警察に通報しない場合には、「公務員の犯罪告発義務（刑事訴訟法239条の2）」に抵触するのではないかという危惧を耳にすることがあるが、法律家によれば、公務員であったとしても、「治療上の観点から、司法的対応をとらない」という裁量は許容されるという[3]。

しかし、その援助者が医師である場合には、「都道府県知事への届け出」の義務が生じる場合がある。麻向法第58条の2では、「医師の診察の結果受診者が麻薬中毒者であると診断したときには、すみやかに、その者の氏名、住所、年齢及び性別その他厚生労働省令で定める事項をその者の居住地の都道府県知事に届け出なければならない」と定められている。ここでいう麻薬は、ヘロイン、モルヒネ、コカイン、LSD、MDMAなどの麻向法に規制対象に加え、あへんや大麻など、他の法令の規制対象も含んでいることに注意したい。

なお、麻向法における「麻薬中毒者」の概念は、「麻薬中毒とは、麻薬に対する精神的身体的欲求を生じこれを自ら抑制することが困難な状態、即ち麻薬に対する精神的身体的依存の状態をいい、必ずしも自覚的または他覚的な禁断症状が認められることを要するものではない（昭和41年厚生省薬務局長通達）」と定義されている。要するに、麻薬中毒の診断には、急性中毒による精神病や身体依存は必須の症候ではなく、薬物使用を中心とした生活習慣の存在が重要なのである。個人的には、この定義は臨床的にも妥当なものと考えている。というのも、一般にLSD、MDMA、大麻の依存では身体

表 2 薬物犯罪取締法令の主要な違反様態と罰則

| | 麻薬及び向精神薬取締法 | | | あへん法 | | 大麻取締法 | 覚せい剤取締法 | | 毒物及び劇物取締法 |
|---|---|---|---|---|---|---|---|---|---|
| 薬物 | ヘロイン | その他の麻薬 | 向精神薬 | あへん・けしがら | あへんの採取 | 大麻 | 覚せい剤 | 覚せい剤原料 | トルエンなど |
| 輸出・輸入 | A① | B① | F① | B② | | E② | A① | C① | − |
| 製造 | A① | B① | F① | B② (あへんの採取) | | − | A① | C① | − |
| 製剤・小分け | C | D | F① | | | | | | |
| 譲り渡し | C$^a$ | D$^a$ | G$^γ$ | D$^a$ | | F$^β$ | C$^a$ | E$^a$ | |
| 譲り受け | C$^a$ | D$^a$ | | D$^a$ | | F$^β$ | C$^a$ | E$^a$ | |
| 所持 | C | D | G (譲渡目的所持) | D | | F | C | E | I (乱用目的の所持) |
| 施用・使用 | C | D | − | D* (吸食) | | F (研究目的,医薬品としての使用・施用) | C | E | I (吸入使用) |
| 廃棄 | C | D | − | H* | | − | − | − | − |
| 栽培 | − | B① (麻薬原料植物) | − | B① (けし) | | E② | − | − | − |

罰則：単純犯 ( ) 内は営利犯の罰則. +は情状により罰金刑が併科されることをあらわす.
A：1年以上の有期懲役（無期若しくは3年以上の有期懲役 + 1,000万円以上の罰金）
B：1年以上10年以下の懲役（1年以上の有期懲役 + 500万円以下の罰金）
C：10年以下の懲役（1年以上の有期懲役 + 500万円以下の罰金）
D：7年以下の懲役（1年以上10年以下の懲役 + 300万円以下の罰金）
E：7年以下の懲役（10年以下の懲役 + 300万円以下の罰金）
F：5年以下の懲役（7年以下の懲役 + 200万円以下の罰金）
G：3年以下の懲役（5年以下の懲役 + 100万円以下の罰金）
H：1年以下の懲役 + 20万円以下の罰金
I：1年以下の懲役若しくは3万円以下の罰金（2年以下の懲役若しくは5万円以下の罰金）
＊：営利罪・資金などの提供罪：① 5年以下の懲役, ② 3年以下の懲役, ③ 2年以下の懲役
予備罪・資金などの提供罪：① 5年以下の懲役, ② 3年以下の懲役, ③ 2年以下の懲役
周旋罪：$^a$ 3年以下の懲役, $^β$ 2年以下の懲役, $^γ$ 1年以下の懲役
＊：営利犯の規定なし

依存，耐性上昇，離脱症状が不明瞭であり，重篤な依存者でも身体依存が認められないことがある。他方で，わずか1回の薬物使用の結果，急性中毒による重篤な精神病を呈しても，届け出不要という判断もありえる。

## 2．届け出・通報とその後の措置（図1参照）

### a．都道府県薬務課への連絡

ある患者を麻薬中毒という診断をした場合，医師はまず都道府県の薬務課に電話で連絡しなければならない。そして，薬務課連絡をもって，都道府県知事に通報したことになり（麻向法58条の2），薬務課はその患者を自治体の麻薬中毒者台帳に登録する。同時に薬務課は，地方厚生局麻薬取締部を介して厚生労働省に報告するが，この報告によって警察への通報がなされることは原則としてない。

### b．麻薬取締員による環境調査

その後，薬務課職員である麻薬取締員は，その患者が通院・入院している病院へと出向いて患者と面会し，環境調査を行う。この環境調査は，精神保健指定医による診察（58条の6）の必要性の判断を目的としている。麻薬取締員は自治体所属の司法警察官としての権限を持っているが，環境調査は取り調べではなく，あくまでも医療・保護の必要性と本人の治療意欲を評価するためのものである。

### c．麻薬中毒者の診察（58条の6）と入院措置（58条の8）

環境調査の結果，都道府県知事が必要と認めた場合には，精神保健指定医による診察が行われる（58条の6，7）。診察の結果，「当該受診者が麻薬中毒者であり，かつ，その者の症状，性行及び環境に照らしてその者を入院させなければその麻薬中毒のために麻薬，大麻又はあへんの施用を繰り返すおそれが著しいと認めた」ときには，厚生労働省が定める病院（「麻薬中毒者医療施設」）に措置入院させることができる。この際，精神保健指定医は，30日以内の措置入院中に，治療に必要な入院期間を，3カ月を限度として決定しなければならない（58条の8）。治療経過のなかで入院期間の延長が必要となった場合には，各自治体の麻薬中毒審査会に申請し，全入院期間が6カ月を超えない範囲で毎回2カ月までの延長ができる（58条の9）。なお，

```
┌─────────────────────────────────┐
│ 麻薬中毒又はその疑いのある者      │
│ ・医師の届け出（58条の2）        │
│ ・麻薬取締官等の通報（58条の3）  │
│ ・検察官の通報（58条の4）        │
│ ・矯正施設の長の通報（58条の5）  │
└─────────────────────────────────┘
              ↓
┌─────────────────────────────────┐
│ 都道府県知事（薬務課）への届け出・通報 │
└─────────────────────────────────┘
              ↓
┌─────────────────────────────────┐
│ 麻薬取締員による環境調査         │
└─────────────────────────────────┘
              ↓
┌─────────────────────────────────────────────────────┐
│ 精神保健指定医による診察（58条の6）                 │
│ ・入院措置の要否判断（麻薬中毒であり，入院させなければ麻│
│   薬の施用を繰り返すおそれの著しい場合）            │
│ ・精神保健指定医は，30日以内の措置入院中に入院期間を決定│
│   し，その入院期間は全体で3ヶ月を超えない範囲とする。│
└─────────────────────────────────────────────────────┘
              ↓
┌─────────────────────────────────┐
│ 都道府県知事による措置入院（58条の8） │
└─────────────────────────────────┘
     ↑                    ┌──────────────────────┐
     │←─────────────────  │ 麻薬中毒者審査会（58条の8）│
     │                    └──────────────────────┘
     │                              ↓
     │                    ┌──────────────────────┐
     │←─────────────────  │ 入院期間の延長（58条の9）│
     │                    └──────────────────────┘
     ↓
┌──────┐
│ 退院  │
└──────┘
     ↓               ┌────────────────────────────────┐
     │←──────────────│ 麻薬中毒者相談員による観察・指導（58条の18）│
     │               └────────────────────────────────┘
     ↓
┌──────┐
│ 社会復帰│
└──────┘
```

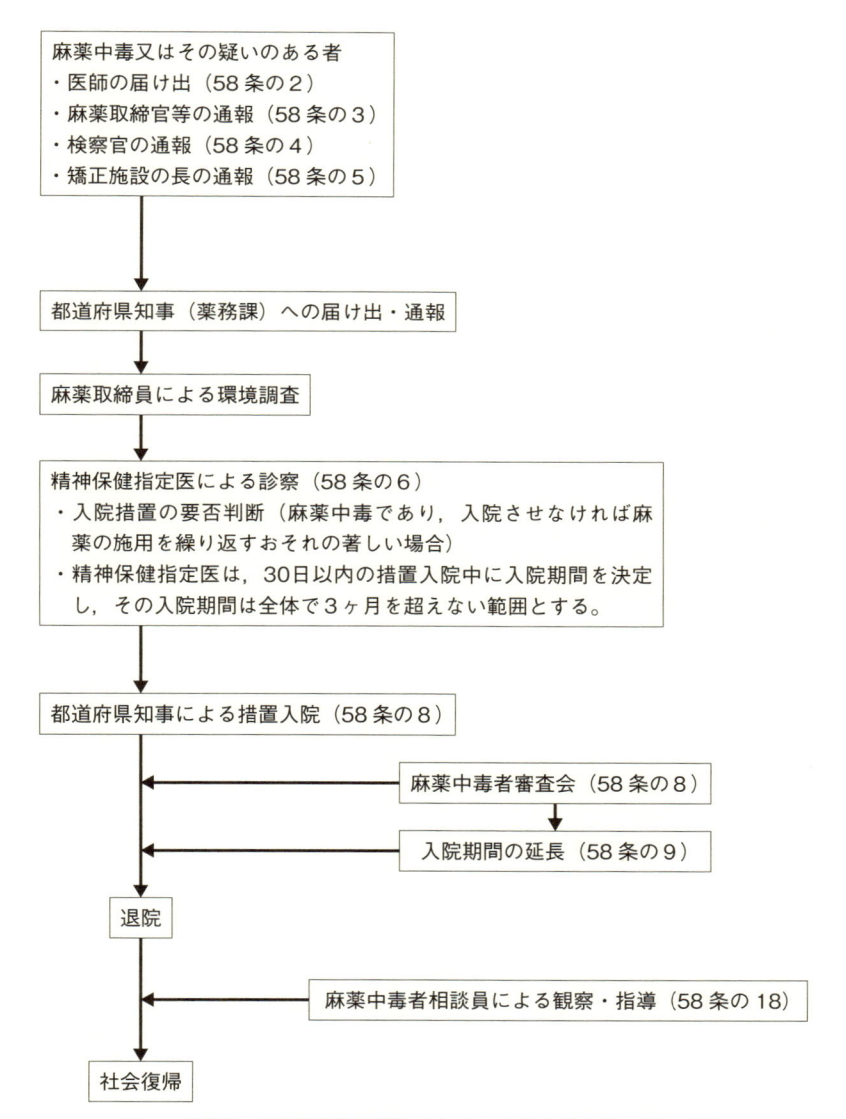

図1　麻薬及び向精神薬取締法における麻薬中毒者の医療・保護

すでに精神保健福祉法にもとづいた入院治療中であったり，あるいは，本人の治療意欲が十分に認められ，居住環境や精神症状などの観点から通院でも治療が可能と判断されたりした場合には，ただちに後述するアフターケアが実施される。

### d．麻薬中毒者相談員によるアフターケア（58条の18）

退院後の通院期には，麻薬中毒者相談員による定期的な観察・指導が実施される。麻薬中毒者相談員は非常勤の自治体職員であり，司法権のない，守秘義務を負った職種である（保護司の兼任が多い）。本人の薬物再使用に際しては，医学的治療を促す方向で援助・指導を行う。なお，観察・指導の頻度については，昭和40年厚生省薬務局長通達によって，①退院後3カ月未満については1カ月に1回以上，②退院後1年未満の者については2カ月に1回以上，③退院後2年未満の者については4カ月に1回以上，④退院後3年未満の者については6カ月に1回以上，⑤退院後3年以上を経過した者については1年に1回以上という基準が定められている。

### e．観察・指導の解除

麻薬中毒者指導員によるアフターケアのなかで，5年以上のクリーン（薬物を使わない生活）が達成されれば，薬務課から厚生労働省に対して解除申請が行われる。解除となった場合には，その者の名前は自治体の麻薬中毒者台帳から削除される。

## 3．麻向法における医療・保護制度の問題点

麻向法における医療・保護は，医学的治療を重視したアフターケア制度である。司法権（逮捕等の身柄拘束を行使する権利）がなく，守秘義務が優先される麻薬中毒者相談員の観察・指導によって，違法薬物依存者を医学的治療へと促すとともに，治療からの脱落を防ぐ役割が期待されている。これは，一種の治療的ダイバージョンともいえるシステムであり，上手に利用すれば臨床的に意義ある制度である。たとえば，LSD，MDMA，大麻などの依存者の外来治療においても積極的にこの届出を行うことで，治療からの脱落を防ぐ効果を得ることもできる。その意味では，麻向法の医療・保護制度は薬物依存症患者の支援に資する制度といえるが，実際の臨床場面では必ずしも

正確に運用されているとはいえない。以下にその問題点を列挙しておく。

### a．医師が制度を知らない・制度対象の基準が不明瞭

これは筆者の印象であるが，身体科医はもとより，精神科医のなかでも麻向法の届出義務を知らない者が少なくない。多少知っている者でも，「大麻」も届出の対象に含まれていることを知らなかったり，届出先を「都道府県知事」ではなく「警察」と誤解していたりする。また，「麻薬中毒」の診断を，身体依存を手がかりにして行うために，合成麻薬や大麻のように身体依存の徴候を欠く薬物の乱用者が，「麻薬中毒者」と診断されない場合もある。いずれも法令理解の不十分さゆえに生じている問題である。

とはいえ，麻向法の届け出については専門家のあいだでも見解は一致していない。先に述べた厚生労働科学研究班の専門家会議[3]でも，麻向法58条の2の運用については，「ヘロインのみ届け出を行う」「いっさい届け出ない」などと意見はさまざまに分かれた。おそらく麻向法自体が1960代前半におけるヘロイン乱用拡大に対応して作られたものであり，MDMAやLSDといった依存性薬物の台頭は想定されていなかった。その意味では，今後，現状に即した改正がなされる必要があろう。

### b．治療関係への影響

薬務課への届出に際しては，本人に詳しい制度の説明を行い，できれば同意を得ることが望ましい。法令によって定められているとはいえ，今後も当該医療機関での治療を継続する以上，ある程度のインフォームド・コンセントが必要である。本人に何も告げずに届出をした場合，何も知らない本人のもとに薬務課から突然連絡が入ることになる。結果として，患者は「せっかく立ち直ろうと思って病院に来たのに，医者に正直に話したら『通報』された」と誤解し，治療関係は致命的に損なわれてしまうであろう。

しかし，一口にインフォームド・コンセントといっても，この問題は単純にはいかない。これは筆者の専門病院での経験であるが，かつて非医師の予診担当者が，すべての初診患者に対して，医師の診察前に麻向法の届出義務の説明を行ったことがある。その結果，かなり数の受診者が医師の診察を拒んで帰ってしまった。届け出に際しては，アフターケアの内容を詳しく説明し，本制度は回復を援助するものであり，警察への通報ではないことを十分

に説明する必要がある。

### c．対象患者の治療意欲が乏しい場合には無効である

麻薬中毒者相談員には司法権がなく，業務に際しては守秘義務が優先される。これは相談業務においては望ましいことであるが，他方で，本人の治療意欲が乏しく，相談員の関わりを拒んでいる場合にはなすすべがない。同じ薬務課職員である麻薬取締員には司法権があるが，ただちに逮捕に踏み切れるわけではない。とはいえ，切迫した自傷・他害のおそれがあれば，麻薬中毒者相談員，麻薬取締員，家族が相談し，家族からの警察通報を打診することはありえる。

## III　その他の司法的問題への対応

薬物依存臨床では，患者の問題行動により，援助者としての責任と安全な治療環境の維持とのあいだで板挟みになる場面がある。また，安全な治療環境を維持するためとはいえ，医師の守秘義務や応召義務とのかねあいで判断に苦慮することがある。

以下に提示するのは，筆者らの研究班[3]で作成した，訴訟リスクを回避しながら，同時に依存症候群からの回復にも資する対応の基準である。

### 1．治療中の規制薬物再使用の取り扱い

すでに述べたように，医療機関における尿検査の結果を警察に通報することに法的な問題はないが，薬物依存臨床の専門家の意見は，「治療を深める重要な契機と捉え，今後の治療について話し合う材料とし，通報することはない」というものであった。ちなみに，海外では，尿検査結果は司法的な対応でなく，治療的に活用する方が治療の継続性を高め，最終的にはよい転帰につながるという認識が一般的となっている[4]。

### 2．通院治療中の院内における薬物関連犯罪（薬物の使用・所持・譲渡・売買）

法的には，警察に通報することに問題はないが，薬物依存臨床の専門家は，「自己使用に関しては通報しない」という意見で一致していた。

## 3．入院治療中の院内における薬物関連犯罪（薬物の使用・所持・譲渡・売買）

　法的には，入院中の犯罪に関する警察通報は医師の裁量に委ねられている。一方，専門家の意見は「自己使用は通報しない」という点では一致したが，入院治療の継続については，「1回はチャンスを与える」と「強制退院とする」という意見に分かれた。

## 4．入院治療中の院外における規制薬物自己使用

　外出・外泊中の自己使用に関する警察通報についても援助者の裁量に委ねられているが，専門家の意見は，「通報しない」というものであった。

## 5．入院中の薬物関連犯罪以外の犯罪行為（暴力犯罪・財産犯罪など）

　専門家の意見は，「精神病症状によらない行為ならば警察に通報し，責任を求める」というものであった。

## 6．無断離院への対応

　法律家によれば，「患者の行き先が明らかでない場合には，病院から保護願を出すべき」であり，「退院決定の手続きは，患者の居場所が明らかとなり，その安全が確認された後に行うべきである」とのことであった。

## 7．強制採尿への協力

　専門家の意見は，「警察から強制採尿への協力を要請された場合には令状を確認したうえで協力する」というものであった。一方，医療機関の方から警察に強制採尿を要請する場合があり，このこと自体には法的な問題はないが，専門家は，「治療関係への影響を考慮し，医療機関から要請することはない」という意見であった。

## 8．通院患者に関する捜査情報照会への対応

　通院中の患者が何らかの触法行為によって逮捕され，警察から捜査情報の提供を求められる場合がある。法的には，警察の捜査協力にあたって本人の同意は必要ではなく，警察への協力に関して法的問題はない。しかし，専門

家の意見は,「できるかぎり同意書をふまえた上で文書にて回答すべきである。ただし,緊急性の高い場合にはそのかぎりではない」というものであった。専門家・法律家ともに,「質問された事項に関してのみ回答すべきである」という点では一致していた。

### 9. 強制退院・通院拒否

まれではあるものの,医療機関では,問題行動を頻発する患者の入院治療や通院治療を断ることがある。これについて法律家は,「何らかの問題行動を根拠として,強制退院や今後の通院拒否を指示する場合には,医師の応召義務との関係から,事前の説明と契約,ならびに,他の代替的治療の提案が必要である」と指摘している。

## おわりに

本章では,薬物依存臨床に必要となる,主要な司法的な知識を取り上げ,対応にあたって参考となる事項を整理した。本稿が,多くの援助者が薬物依存にかかわる際の羅針盤となり,薬物依存症患者に対する忌避的な感情を減じるのに役立つことを願ってやまない。

### 文　献

1. 松本俊彦,宮川朋大,矢花辰夫,ほか:精神症状出現にマジックマッシュルーム摂取が関与したと考えられる2症例.精神医学 41; 1097-9, 1999
2. Matsumoto, T., Okada, T.: Designer drugs as a cause of homicide. Addiction 101; 1666-7, 2006
3. 松本俊彦,今村扶美,梅野　充,ほか:薬物関連精神障害の臨床における司法的問題に関する研究.平成18年度　厚生労働科学研究費補助金　医薬品・医療機器等レギュラトリーサイエンス総合研究事業「薬物乱用・依存等の実態把握と乱用・依存者に対する対応策に関する研究(主任:和田　清)」分担報告書; 241-273, 2007
4. National Institute of Drug Abuse (NIDA): http://www.drugabuse.gov/PODAT/PODAT1.html

# あとがき

　本書は，前著『薬物依存の理解と援助——「故意に自分の健康を害する」症候群』（2005, 金剛出版）以降，薬物依存者の支援のあり方をめぐって筆者なりに考え，さまざまな場所に書いてきた原稿に加筆・修正を施し，今回機会を得て，一冊の本にまとめたものである。

　いまだからこそ告白するが，6年あまり前に前著を上梓したとき，筆者は，「薬物依存について本を書くのはこれが最初で最後であろう」と考えていた。なにしろ，当時の筆者は，司法精神医学研究部に所属していて，立場上，施行まもない医療観察法に関連した臨床研究を行うことが求められていた。もちろん，本務さえきちんとやっていれば，それとは別に個人的に関心ある領域の研究をすることは十分に可能だ。だが，当時，筆者の関心はすでに薬物依存から自傷行為へと移っていた。それゆえ，筆者は，いわば「卒業制作」に取り組む大学生のような心境で，前著のなかに自身のさまざまな仕事を盛り込み，要するに，自分のすべてを出し尽くそうと考えた。その結果，ずいぶんと「ガラパゴス的」な本になってしまったと反省している。
　しかし，不思議なものだ。前著出版後まもなく，司法精神医療の実践のなかでの必要性からやむなく立ち上げたアルコール・薬物依存治療プログラムがきっかけとなって，いつしか筆者は，一般精神科医療における薬物依存治療プログラム（SMARPP: Serigaya Methamphetamine Relapse prevention School）の開発と普及の旗振り役を担うこととなった。また，その後，自殺予防総合対策センターへと異動した筆者は，自傷や自殺に関する研究を本格化させたが，そこでもまたアルコールや向精神薬の乱用と自殺との関係を意識するようになり，それらは筆者の新たな研究テーマとなった。
　要するに，期せずして，筆者は薬物依存の臨床と研究という古巣へと回帰せざるを得なくなったのである。そして気がつくと，ずいぶんと多くの薬物依存関連の原稿を新たに書き散らしていた。かつて「もはや自分に語られる

ことはすべて語った」と感じたことが嘘のようであった。もちろん，暴力と自傷・自殺という，両極端なメンタルヘルスの重要課題にかかわったことにより，視野が大きく開け，語るべきことが一気にわき出てきたのは確かにある。その意味では，当時迂回したと感じていた経歴の変遷にも一定の意味はあったのかもしれない。故スティーブ・ジョブズは，あの有名なスタンフォード大学卒業式でのスピーチにおいて，自らの紆余曲折を「点をつなぐconnecting the dots」という表現で要約したが，このことは筆者にも当てはまると考えるのは，いささか不遜すぎるだろうか。一見気まぐれな彷徨が実は与えられた運命であった，と。

　ともあれ，ご多分に漏れず，今回もまた「ガラパゴス的」な本である。おそらく本書には，最近数年間の筆者自身の変化は何らかのかたちで反映されているはずだ。

　誤解を避けるためにいっておくが，ここで「変化」と書いたからといって，これは決して「前言撤回」とか「宗旨替え」と同義ではない。いや，むしろ筆者自身が最も伝えたいことは，驚くほど，以前と少しも変わっていない。筆者の主張とは，「もっと多くの援助者にアディクション臨床の深さと面白さを知ってもらいたい」という，いたってシンプルなものだ。アディクション臨床の経験は，援助者としての「引き出し」を増やし，「器」の容量を大きくするが，筆者はそのことを，とりわけ若い世代の精神科医療関係者に知ってほしいと，たえず切望してきた。その点はまったく変わっていない。本書がそのようなアディクション臨床の楽しさと興奮を伝えることに成功しているとしたならば，望外の喜びである。


　ところで，本書の出版は，多くの方々の支援なしにはあり得ないものであった。このあとがきの締めくくりとして，その一部の方のお名前をあげさせていただき，一言お礼を述べておきたい。

　まず，国立精神・神経医療研究センター精神保健研究所薬物依存研究部長の和田　清先生である。和田先生は，あちこちに興味・関心が拡散しがちな筆者を，いつも寛容に見守り続けてくださってきた。この場を借りて感謝の気持ちを伝えておきたい。

それから，薬物依存者支援の盟友，国立精神・神経医療研究センター病院の小林桜児先生と今村扶美先生である。二人は，私の無茶な要求にもいつも迅速に応えてくれるだけでなく，いつも筆者の期待を大きく上回る水準で仕事をしてくれた。この両名にもやはりこの場を借りて感謝しておきたい。
　そして最後に，金剛出版の立石正信社長のことを忘れてはならない。立石社長には，最初の著書刊行以来，多くの成長の機会を与えていただき，まさに「育てて」いただいた。心からの感謝を捧げたい。

　本書をきっかけにして，「アディクション臨床に携わってみたい」と考える援助者が一人でも多く出現することを，心より祈念している。

2011年12月<br>松本俊彦

# 初出一覧

第1章　アディクション——精神科医が「否認」する「否認の病」
　　　精神科治療学 25 (5): 565-571, 2010
第2章　依存症とアディクション——何がどう違うのか？
　　　アルコール依存症と嗜癖概念：DSM-5ドラフトを受けて．日本精神科病院協会雑誌 30 (4): 298-305, 2011
第3章　薬物依存に対する精神療法——患者と家族に対する初回面接の工夫
　　　覚せい剤依存症の精神療法——患者と家族に対する初回面接の工夫——．臨床精神医学 39 (12): 1583-1587, 2010
第4章　薬物依存臨床におけるインテーク——治療戦略に役立つ情報
　　　物質依存症——治療戦略に役立つ生活歴，現病歴，家族関係．精神科治療学 25 (11): 1489-1496, 2010
第5章　薬物依存に対する治療プログラム——Matrix ModelとSMARPP
　　　薬物依存者の社会復帰のために精神保健機関は何をすべきか？日本アルコール薬物医学会雑誌 43 (3): 172-187, 2008
第6章　薬物依存の回復と寛解
　　　薬物依存の寛解．精神科 15 (5): 453-458, 2009
第7章　薬物をやめる薬物は存在するか？——薬物渇望に対する薬物療法
　　　物質依存の強迫性・衝動性——渇望に対する薬物療法——．臨床精神薬理 14: 607-614, 2011
第8章　思春期における薬物乱用——薬物乱用の危険因子と保護的因子
　　　Ⅶ章 思春期における心の問題——薬物乱用．日野原重明・宮岡 等監修 飯田順三編集 脳とこころのプライマリケア 4, pp448-458, 株式会社シナジー, 東京, 2010
第9章　アディクションに見られる衝動性と攻撃性
　　　嗜癖の攻撃性と衝動性．精神科治療学 21: 953-960, 2006
第10章　覚せい剤精神病の妄想——妄想に垣間見える生きざま
　　　書き下ろし
第11章　精神科治療薬の乱用・依存——医原性の薬物依存
　　　書き下ろし
第12章　摂食障害と「やせ薬」乱用
　　　摂食障害と「やせ薬」——合法と非合法のあいだ——．臨床精神医学 37 (11): 1429-1437, 2008
第13章　援助困難な女性物質乱用・依存者の対応のコツ
　　　書き下ろし

第14章 医療観察法におけるアルコール・薬物依存症──（1）鑑定編
　　　　申し立てと鑑定 7. 医療観察法と物質使用障害：臨床精神医学 38: 577-581, 2009
第15章 医療観察法におけるアルコール・薬物依存症──（2）治療編
　　　　物質依存を併存する触法精神障害者の治療の現状と課題．精神科治療学 24 (9): 1061-1067, 2009
第16章 アルコール・薬物依存症と自殺予防
　　　　アルコール・薬物の乱用・依存と自殺予防．日本精神科病院協会雑誌 29 (3): 251-257, 2010
第17章 薬物依存臨床における司法的問題への対応
　　　　薬物依存臨床における司法的問題への対応．こころのりんしょう a-la-carte 29 (1): 113-119, 2010

[著者略歴]

**松本俊彦**（まつもと としひこ）

独立行政法人国立精神・神経医療研究センター精神保健研究所　自殺予防総合対策センター副センター長／薬物依存研究部診断治療開発研究室長
佐賀大学医学部卒業。神奈川県立精神医療センター，横浜市立大学医学部附属病院精神科，国立精神・神経センター精神保健研究所　司法精神医学研究部室長などを経て現職。

[著書]

「薬物依存の理解と援助──『故意に自分の健康を害する』症候群」（金剛出版，2005），「自傷行為の理解と援助──『故意に自分の健康を害する』若者たち」（日本評論社，2009），「アディクションとしての自傷──『故意に自分の健康を害する』行動の精神病理」（星和書店，2011），「思春期臨床の考え方・すすめ方─新たなる視点・新たなるアプローチ」（分担執筆，金剛出版，2007），「薬物・アルコール依存症からの回復支援ワークブック」（共著，金剛出版），「中高生のためのメンタル系サバイバルガイド」（編著，日本評論社，2012）など。

[訳書]

ウォルシュとローゼン「自傷行為～実証的研究と治療指針」（共訳，金剛出版，2005），ウォルシュ「自傷行為治療ガイド」（共訳，金剛出版，2007），ホートンほか「自傷と自殺」（共監訳，金剛出版，2008），ウィンター「解離性障害とアルコール・薬物依存症を理解するためのセルフ・ワークブック」（共訳，金剛出版），ジェイコブ他「学校における自傷予防──『自傷のサイン』プログラム実施マニュアル」（金剛出版，2010），ファヴァッツァ「自傷の文化精神医学～包囲された身体」（監訳，金剛出版，2009），ターナー「自傷からの回復～隠された傷と向き合うとき」（監修，みすず書房，2009）など。

---

## 薬物依存とアディクション精神医学

2012年3月30日　発行
2016年3月20日　三刷

著　者　松本　俊彦
発行者　立石　正信

印　刷　三報社印刷
製　本　誠製本

発行所　株式会社 金剛出版
　　　　〒112-0005　東京都文京区水道1-5-16
　　　　電話 03-3815-6661

振　替　00120-6-34848

ISBN 978-4-7724-1239-1 C3047　　Printed in Japan©2012

## 好評既刊

## 「取締から治療・回復支援へ」

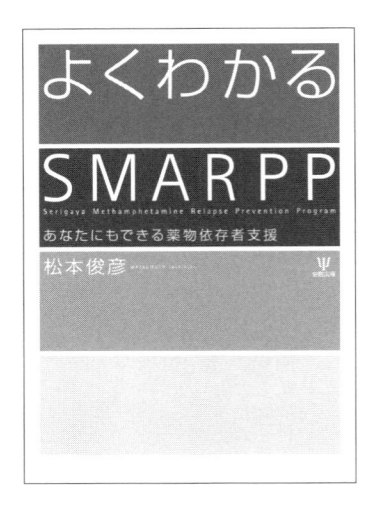

### よくわかるSMARPP
あなたにもできる薬物依存者支援

松本俊彦

●B5判 ●並製 ●192頁 ●本体 1,800円+税

# よくわかる
# SMARPP
あなたにもできる薬物依存者支援

**好評既刊**

薬物・アルコール依存症克服のための
基本プログラム
最新版〈SMARPP-24〉登場

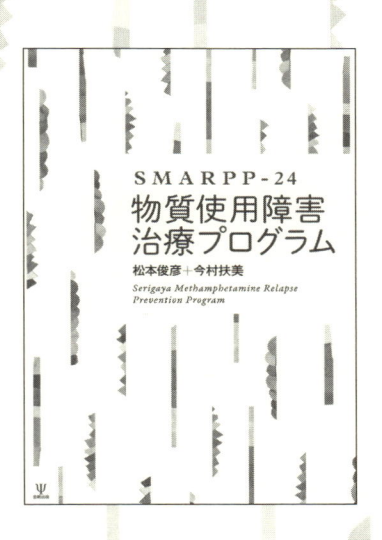

SMARPP-24
物質使用障害
治療プログラム
松本俊彦＋今村扶美
Serigaya Methamphetamine Relapse
Prevention Program

松本俊彦　今村扶美

●B5判　●並製　●192頁　●本体 2,400円+税

# SMARPP-24
# 物質使用障害
# 治療プログラム

## 好評既刊

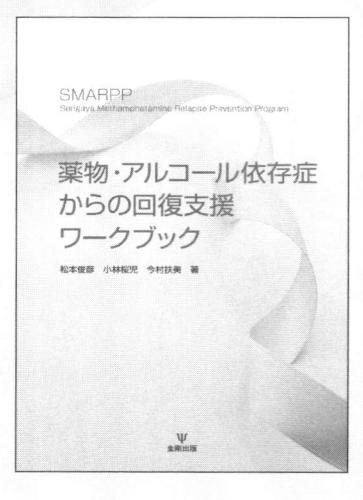

松本俊彦　小林桜児　今村扶美
●B5判　●並製　●160頁　●本体 2,400円+税

# 薬物・アルコール依存症からの回復支援ワークブック